Das
Überlebens-
Handbuch

Benjamin Arlet / Daniel Schäfer

DAS ÜBERLEBENS-HANDBUCH

Warum Sie sich auf Krisen und Katastrophen vorbereiten sollten und wie Sie das anstellen, ohne Ihr ganzes Leben umzukrempeln

edition q im be.bra verlag

Wichtiger Hinweis
Die Ratschläge in diesem Buch basieren auf den Erfahrungen und Meinungen der Autoren. Alle Informationen wurden nach bestem Wissen zusammengestellt und mit größtmöglicher Sorgfalt geprüft. Viele der Empfehlungen beziehen sich auf Krisensituationen und sind zu normalen Zeiten nur bedingt oder nicht empfehlenswert.
Ob und inwieweit Sie die vorgeschlagenen Maßnahmen umsetzen können und wollen, liegt in Ihrer eigenen Verantwortung.
Die beschriebenen Methoden zur Behandlung von Erkrankungen und Verletzungen sollten nur in Notfällen angewendet werden, in denen eine Behandlung durch medizinisches Fachpersonal nicht möglich ist. Wenn Sie nicht sicher sind, ob Sie die Anleitungen richtig verstanden haben, oder wenn unklare Begleitumstände vorliegen, suchen Sie unbedingt ärztlichen Rat!
Weder Autoren noch Verlag können für eventuelle Nachteile oder Schäden, die aus den im Buch gegebenen praktischen Hinweisen resultieren, eine Haftung übernehmen.

Bibliografische Information der Deutschen Nationalbibliothek
Die Deutsche Nationalbibliothek verzeichnet diese Publikation in der Deutschen Nationalbibliografie; detaillierte bibliografische Daten sind im Internet über http://dnb.d-nb.de abrufbar.

KulturBrauerei Haus 2
Schönhauser Allee 37, 10435 Berlin
post@bebraverlag.de
Lektorat: Robert Zagolla, Berlin
Umschlag: Fernkopie, Berlin
Satz: typegerecht berlin
Schrift: Freight Text Pro, Work Sans
Druck und Bindung: CPI books GmbH, Leck
ISBN 978-3-86124-751-7

www.bebraverlag.de

Inhalt

DIE VIER SÄULEN DER KRISENVORSORGE: WAS SIE BRAUCHEN, UM EINE KRISE ZU ÜBERSTEHEN

ANHANG

Vorwort

Kurz bevor wir die Arbeit an diesem Buch abgeschlossen haben, gingen die Meldungen von dem verheerenden Hochwasser im Ahrtal und in der Eifel um die Welt. Das Auftreten solcher Naturkatastrophen mit vielen Toten und Verletzten kann die Menschheit nur in begrenztem Maße verhindern. Und für den Einzelnen ist es selbstverständlich aussichtslos, sich den Fluten entgegenzustellen, um das eigene Hab und Gut zu retten. Ebenso wenig liegt es in unserem Einflussbereich, ob in unserem Viertel der Strom ausfällt, in der Nähe ein Chemiewerk havariert oder weltweit eine Wirtschaftsblase platzt.

Eine Sache können wir aber alle tun: Wir können uns auf große wie auf kleine Krisen vorbereiten und dadurch die möglichen Folgen für uns und unser Umfeld auf ein erträglicheres Maß reduzieren. Zwar ist es extrem unwirtlich, nachts vom Hochwasser überrascht zu werden und innerhalb von Minuten die eigene Wohnung verlassen zu müssen – aber mit einem vorbereiteten Notgepäck bleiben Sie zumindest warm und trocken und können Ihre Grundbedürfnisse erfüllen. Niemand möchte gerne einen großflächigen Stromausfall erleben – aber mit etwas Vorbereitung können Sie zu Hause wenigstens Wasser abkochen, Essen zubereiten und haben das Know-how, um für einige Zeit auch ohne Infrastruktur auszukommen. Nicht zuletzt hilft es ungemein, auch psychisch und körperlich auf schwierige Zeiten vorbereitet zu sein, denn eines braucht es in jeder Krise: Handlungsfähige Menschen, die wissen, was zu tun ist.

Die Flutkatastrophe vom Sommer 2021 hat einmal mehr deutlich gemacht, dass jede Bürgerin und jeder Bürger diese Vorbereitung selbst in die Hand nehmen sollte. Natürlich gehört es zu den Aufgaben des Staates, Vorsorgemaßnahmen für Katastrophen zu treffen. Doch dieses System hat in erster Linie die Verletzlichsten unserer Gesellschaft im Blick, nicht alle 83 Millionen Bundesbürger. Und wie wir gesehen haben, ist dieses System auch fehlerbehaftet – beispielsweise kamen Warnmeldungen nicht rechtzeitig bei den Betroffenen an. Daher liegt die persönliche Vorsorge für Krisen immer in der Eigenverantwortung des Einzelnen – das wird von staatlicher Seite sogar ausdrücklich vorausgesetzt. Dabei geht es nicht nur darum, sich selbst und seine Lieben bestmöglich zu schützen, sondern auch darum, im Ernstfall andere unterstützen zu können und zugleich die professionellen Helfer zu entlasten.

Aus unseren Erfahrungen in der Fachausbildung beim Technischen Hilfswerk, in der Tätigkeit als Trainer für Erwachsenenbildung, in der Führungsausbildung bei der Armee und Kriminalpolizei und nicht zuletzt bei unserem langjährigen Wirken als Organisatoren von praxisbezogenen Survival-Kursen wissen wir, worauf es ankommt. Wir haben dieses Buch geschrieben, um Sie zu ermutigen, ab sofort auf Krisen vorbereitet zu sein – auch wenn Sie vielleicht bisher noch nie eine Katastrophe oder Gefahrensituation erlebt haben und verständlicher Weise hoffen, dass das auch in Zukunft so bleiben wird.

Unser Ratschlag lautet an dieser Stelle: Lieber gut vorbereitet ohne Krise als ohne Vorbereitung in die Krise!

Ihr
Benjamin Arlet & Daniel Schäfer

EINFÜHRUNG

Sind die Zeiten so schlimm, dass Sie für Krisen vorsorgen sollten?

Sind Sie auf bevorstehende Katastrophen vorbereitet? Mit der Welt geht es nämlich eindeutig bergab, meinen einige: *Naturkatastrophen, Hunger, Armut, Terrorismus, Kriege, Kriminalität, Krankheiten, Flüchtlingsströme .... – Und das alles wird immer schlimmer. Wer auch nur ab und zu die Nachrichten verfolgt, der erkennt, dass wir in unserem scheinbar so ruhigen Mitteleuropa auf einem Pulverfass leben, das jederzeit hochgehen kann. Wie wird es Ihnen und Ihrer Familie ergehen, wenn es zum großen Knall kommt?*

So oder ähnlich beginnen viele Ratgeber zum Thema Krisenvorsorge, oft auch »Prepping« genannt. Die Botschaft ist klar: Die Zeiten sind schlecht und werden bald noch schlechter werden. Bereiten Sie sich darauf vor! Schließlich haben schon Ihre Großeltern für Krisen vorgesorgt – warum tun Sie es nicht auch?

Allerdings: Die Welt unserer Großeltern existiert nicht mehr. Und die obenstehende Geschichte stimmt so auch nicht. Denn tatsächlich leben wir heute in einer Welt, in der Vieles seit Jahrzehnten Schritt für Schritt immer besser wird, in der die Lebenserwartung steigt und der Anteil der Menschen, die zum Beispiel an den Folgen einer Naturkatastrophe sterben, kontinuierlich sinkt.[1] Daraus zu schlussfolgern, dass persönliche Krisenvorsorge überflüssig und ein Relikt vergangener Tage sei, wäre allerdings ein folgenreicher Fehler.

Angst ist und bleibt ein schlechter Ratgeber

Bevor wir näher darauf eingehen, warum die Zeiten gar nicht so schlimm sind und Vorsorge trotzdem angebracht ist, möchten wir Ihnen zwei Fragen stellen. Erstens: Welches Bild haben Sie von jemandem, der sich auf Versorgungskrisen, Pandemien und Naturkatastrophen vorbereitet? Das gleiche Bild wie von jemandem, der eine Hausrat-, Kranken- oder Vollkaskoversicherung hat? Und zweitens: Sind Sie selbst jemand, der Vorsorge in Form von Versicherungen, nicht aber in Bezug auf Ressourcen und Fähigkeiten betreibt?

Ihre Antwort auf die erste Frage hängt wahrscheinlich stark davon ab, welchen Kontakt Sie bereits mit dem Thema hatten, welche Serien und Dokumentationen Sie geschaut oder welche Bücher Sie gelesen haben und welche Ansichten darüber in Ihrem sozialen Umfeld vorherrschen. Und natürlich davon, welche eigenen Erfahrungen Sie gemacht haben.

Die Chancen stehen hoch, dass der »preppende« – oder besser vorsorgende – Mensch vor Ihrem geistigen Auge jemand ist, der ein düsteres Bild von der Zukunft hat. Jemand, der sich vor dem fürchtet, was da kommen könnte. Zumindest präsentieren uns die Medien seit Jahren das Klischee des paranoiden Preppers, der mit Armbrust und Schrotflinte bewaffnet in seinem Bunker hockt, um die letzte Dose Ravioli mit dem eigenen Leben zu verteidigen oder sie einem anderen mit Gewalt zu entreißen. Nicht selten werden diese Menschen als »Lebensflüchtige« dargestellt, die im normalen Leben sozial versagt haben und sich nun auf eine Neuordnung der Gesellschaft freuen – oder diese sogar selbst herbeiführen wollen, um dann endlich »jemand zu sein«.

Angenommen, Ihre Vorstellung von einem Vorsorger hätte auch nur entfernt etwas mit diesem Bild zu tun – möchten Sie so jemand sein? Vermutlich nicht. Daher empfehlen wir einen Paradigmenwechsel: Sehr wahrscheinlich haben Sie sich gegen zukünftige Gefahren in Form von Versicherungspolicen abgesichert, oder? Dass solche Policen in einer echten Krise nicht immer Verlass bieten, durften zum Beispiel viele Gastwirte erleben, die während der Corona-Pandemie ohne eigenes Verschulden über Monate hinweg schließen mussten. Gezahlt wurde von ihren Versicherungen häufig gar nichts, oder ihnen wurde eine Zahlung von 15 Prozent der Schadenssumme angeboten.[2] Und auch die Opfer von Flutkatastrophen und anderen Unwetterereignissen stehen immer wieder vor der bangen Frage, ob Ihre Versicherung für alle entstandenen Schäden aufkommt.[3] Macht es vor diesem Hintergrund nicht Sinn, das Vertrauen auf bedrucktes Papier ein wenig um echte Werte, Ressourcen und Fähigkeiten zu ergänzen?

Vielleicht glauben Sie, dass praktische Krisenvorsorge sich nicht mit Ihrer Lebensweise vereinbaren ließe oder dass Sie über zu wenig Erfahrung und Wissen in diesem Bereich verfügen. Wenn dies der Fall ist, machen Sie sich keine Sorgen: So geht es den meisten. Denn Vorsorgewissen und Überlebensfähigkeiten stehen nicht auf den Lehrplänen von Schulen und Universitäten. Und auch die Medien sind hier keine große Hilfe, weil sie über diese Form von Individualverantwortung leider viel zu oft nur in Verbindung mit Subkulturen und Extremismus berichten.

Die gute Nachricht ist aber: Vorsorge kann (und darf) man auch betreiben, ohne sich vor der Zukunft zu fürchten oder extremistische Ansichten zu haben. Die einzige Voraussetzung dafür ist, dass Sie der Geschichte von der immer schlechter werdenden Welt und dem drohenden Weltuntergang, die wir am Anfang des Kapitels skizziert haben, keinen Glauben schenken, sondern die Sache betrachten, als würden Sie sich ein neues Hobby zulegen oder eine neue, aber realere Art der Versicherung für Ihre Zukunft und die Ihrer Angehörigen abschließen: Vorsorge als Versicherung. Eine Versicherung, auf die Sie sich wirklich zu 100 Prozent verlassen können.

Warum früher gar nicht alles besser war

Von unseren (Ur-)Großeltern wissen wir noch, dass sie jeden Sommer Lebensmittel einkochten, um im Winter genug zu essen zu haben. Damals sah die Welt auch ganz anders aus. Beispielsweise lebte um die Mitte des 20. Jahrhunderts etwa die Hälfte der Weltbevölkerung in extremer Armut, und die Gefahr zu verhungern war für viele Menschen real. Aber wie viele Menschen leben heute in extremer Armut? Ein Drittel der Weltbevölkerung? Ein Viertel? – Tatsächlich ist der Anteil von über 50 Prozent in den 1950er Jahren bis heute auf weniger als 10 Prozent gesunken – während die absolute Bevölkerungszahl stark zugenommen hat.[4]

Und auch sonst deuten fast alle Statistiken in eine positive Richtung, vor allem in Europa. Beispielsweise beträgt die Zahl der Menschen, die durch Naturkatastrophen wie Dürren, Überschwemmungen und Erdbeben ums Leben kommen, heute nur einen Bruchteil des Wertes von vor 100 Jahren.[5] Die Zahl der Todesfälle durch Flugzeugabstürze lag in den 1930er Jahren noch bei rund 2.000 Toten pro zehn Milliarden Passagiermeilen – heute liegt diese Zahl bei eins.[6]

Entgegen dem Bild, das TV und Boulevardpresse oft zeichnen, sinkt in Deutschland auch die Gefahr, Opfer eines Verbrechens zu werden. Vom Höhepunkt der verzeichneten Straftaten im Jahr 1993 ist deren Zahl bis 2019 um 19 Prozent gesunken.[7] Ebenso ist der Straßenverkehr sicherer geworden: Von 1990 bis 2020 sank die Anzahl der Verunglückten durch Verkehrsunfälle um 27 Prozent.[8]

Natürlich ist jeder in extremer Armut lebende Mensch, jeder Verkehrstote und jedes Mordopfer immer noch einer zu viel. Aber in den letzten 100 Jahren hat sich der Lebensstandard von Milliarden von Menschen in einem schier unglaublichen Maß verbessert. Und er verbessert sich weiterhin, vor allem für diejenigen, die zuvor noch am meisten zu leiden hatten. Global und langfristig gesehen kann man argumentieren, dass es nie eine bessere und sicherere Zeit gab als heute, um am Leben zu sein. Der Harvard-Professor Steven Pinker stellte 2011 fest: »Wir leben vielleicht in der friedlichsten Zeit, die es in der Geschichte unserer Spezies jemals gab.«[9]

Obwohl der Klimawandel und zuletzt die Corona-Pandemie manche Verbesserungen verlangsamt oder gestoppt haben: Voraussichtlich werden wir Menschen eine Lösung für diese Herausforderungen finden. Ein Kollaps der Zivilisation ist in nächster Zeit höchstwahrscheinlich nicht zu erwarten. Trotzdem sind wir der Meinung, dass es sinnvoll ist, sich auf große wie kleine Krisenzeiten vorzubereiten.

LIEBER GUT VORBEREITET OHNE KRISE ALS OHNE VORBEREITUNG IN DIE KRISE!

Wir haben dieses Buch aus zwei Gründen geschrieben: Erstens denken wir, dass es von Vorteil für jeden Einzelnen und für die gesamte Gesellschaft wäre, wenn jeder Mensch zum Vorsorger würde – auch wenn die Welt insgesamt immer sicherer wird. Denn die Fähigkeit, ohne die schützende Glocke der Zivilisation zu überleben, sinkt antiproportional zum technischen Fortschritt – und wir alle werden immer abhängiger vom System und von anderen.

Zweitens beobachten wir, dass Krisenvorsorge meist darauf reduziert wird, Lebensmittel, Wasser und etwas Ausrüstung einzulagern, völlig losgelöst von der eigentlichen Lebensrealität der meisten Menschen. Wir denken, dass ein ganzheitlicher Ansatz, der sich stärker ins normale Leben einfügt, viel mehr Vorteile mit sich bringt – für den tatsächlichen Katastrophenfall ebenso wie für den beruflichen und privaten Alltag. Viele Prinzipien und Methoden, die bei der Krisenvorsorge und -bewältigung gelten, lassen sich auf nahezu alle Lebensbereiche übertragen und können Ihre gesamte Lebensqualität positiv beeinflussen. Ein großer Teil der Überlebensfähigkeit in der Krise besteht nämlich nicht nur aus materieller Vorsorge, sondern auch aus der richtigen Haltung, Einstellung und Überlebens-Psychologie, wie wir in den letzten Kapiteln deutlich machen werden.

Wenn Sie sich zum ersten Mal mit dem Thema Krisenvorsorge beschäftigen, wird Ihnen manches, was wir auf den folgenden Seiten beschreiben, vielleicht übertrieben oder unrealistisch vorkommen. Vielleicht macht Ihnen das eine oder andere Szenario auch Angst. Aber lassen Sie sich davon bitte nicht abschrecken! Wir beschäftigen uns seit Jahren mit dem Thema und möchten Ihnen hier einen umfassenden Überblick geben. Dabei ist uns klar, dass nicht jeder Aspekt für jeden Menschen in gleichem Maße relevant ist, sondern dass es je nach Wohnort, Lebenssituation und individuellen Voraussetzungen große Unterschiede gibt. Wir erwarten nicht, dass Sie demnächst in der Lage sind, sich mit Ihrer Familie wochenlang durch die Wildnis zu schlagen, und es kommt uns auch nicht darauf an, dass Sie sofort Vorräte und Ausrüstung für einen kompletten Ausfall der wichtigsten Infrastrukturen anschaffen. Viel wichtiger ist, dass Sie anfangen, sich mit der Bedeutung des Themas Krisenvorsorge auseinanderzusetzen. Wenn Sie dann nach Lektüre dieses Buchs einfach nur prüfen, ob Sie eine Taschenlampe und Batterien im Hause haben, Ihre Hausapotheke aufstocken und sich dann vielleicht noch einen Campingkocher und einen kleinen Vorrat an Trinkwasser zulegen, ist schon viel gewonnen. Wie weit Sie darüber hinaus gehen wollen, bleibt Ihnen überlassen.

Verstehen Sie also das Buch als ein Angebot. Wir stellen Ihnen alle vier Säulen der Krisenvorsorge mit den jeweils wichtigsten Aspekten vor. Wenn Sie denken, etwas davon ist für Sie irrelevant – überblättern Sie das Kapitel ruhig. Falls die Informationen doch einmal für Sie wichtig werden sollten, können Sie ja später jederzeit alles nachlesen. Unser Buch soll in diesem Sinne sowohl ein Handbuch und Nachschlagewerk sein, als auch ein Anlass, sich (erstmals) mit einem Thema auseinanderzusetzen, das für jeden Einzelnen und die Gesellschaft von großer Bedeutung ist.

Warum auch Sie ein Vorsorger sein sollten

Freitag, 25. November 2005, auf der Autobahn A31 bei Münster: Seit den frühen Morgenstunden schneit es. Die Sonne ist bereits untergegangen und der Verkehr kämpft sich durch die immer dichter werdenden Flocken, die vor den Scheinwerferkegeln der Autos tanzen. Meter für Meter werden die Fahrer langsamer. Plötzlich ist Schluss, der Verkehr steht still. Die Vermutung liegt nahe, dass ein LKW die Kontrolle verloren hat, über die Fahrbahn gerutscht ist und sich quergestellt hat. Doch tatsächlich ist etwas ganz Anderes passiert!

Ochtrup, ca. sieben Kilometer entfernt: Zahlreiche Feuerwehreinheiten sind unterwegs, denn der unerwartet heftige Schneefall führt zu zahlreichen Notlagen. Bäume knicken um, Äste brechen, es kommt zu Staus wegen vereister Straßen, Züge können nicht weiterfahren. In der Nähe jedoch bahnt sich die eigentliche Katastrophe an. Nach und nach knicken über 50 Hochspannungsmasten unter der Last des nassen Schnees in sich zusammen. Darunter die Trasse, die mitten über die A31 führt. Nichts geht mehr auf der Autobahn. Und im 19.000-Seelen-Städtchen Ochtrup wird es schlagartig dunkel.

Laer, ca. 30 Kilometer entfernt: Mit Mühe und Not schafft es ein Pendler von der Weihnachtsfeier seiner Firma doch noch nach Hause. Eine abenteuerliche und lange Odyssee aus Bus- und Taxifahrten sowie einem viel zu langen Fußmarsch durch den Schneesturm liegt hinter ihm. Er schließt die Tür zu seiner Wohnung auf – und wird von einem dunklen Loch empfangen. Der Griff zum Lichtschalter bleibt ohne Wirkung. Eiseskälte umgibt ihn. Ein Tee zum Aufwärmen im Kerzenschein muss ausfallen, denn Wasserkocher und Herd funktionieren nicht. Immerhin ist es so kalt, dass die Lebensmittel im stummen Kühlschrank nicht verderben. Der Wasserstrahl im Bad wird immer schwächer, bis es aus dem Hahn nur noch kläglich tropft. Die Toilettenspülung war vorerst die letzte, keine Pumpe füllt den Wasserbehälter auf. Das wird eine lange, kalte Nacht.

Samstag, 26. November, Kreis Steinfurt: Am Morgen wird Katastrophenalarm ausgerufen. Das Bild der Gesamtsituation lässt nichts Gutes hoffen. Über 250.000 Menschen sind ohne Strom, und das mitten im Winter. Hunderte Autofahrer, viele von ihnen ohne Trinkwasser oder Essen, sitzen seit Stunden auf den Autobahnen fest, eingesperrt zwischen Hochspannungsleitungen, die auf der Fahrbahn liegen. Mittlerweile sind die A1, A30 und A31 gesperrt, über 2.000 Unfälle wurden gemeldet. Lastwagen und ihre Lieferungen an Supermärkte, Großhändler, Apotheken und andere wichtige Betriebe kommen nicht voran. Die Rettungskräfte stehen vor demselben Problem. Viele kleinere Straßen sind durch umgekippte Bäume unpassierbar geworden. An den Bahnhöfen und auf dem Flughafen Münster laufen die Reisenden auf, die nicht mehr weiterkommen. Wann der Strom wieder fließt, ist noch völlig offen.

Im Krankenhaus geht zunächst alles scheinbar normal weiter. Der Generator für Notstrom springt wie erwartet an und versorgt die Operationssäle und die Intensivstation. Als den Verantwortlichen die Situation klar wird, reduzieren sie jedoch den gesamten Betrieb sofort auf ein Minimum. Wie in den meisten Krankenhäusern in Deutschland wird Treibstoff für eine etwa zweitägige Stromversorgung vorgehalten. Sollte ein Stromausfall länger dauern, muss der Tanklaster kommen. Wer daheim einen Notfall hat und den Rettungsdienst rufen will, muss jetzt ohnehin kreativ werden, denn das Handynetz ist komplett ausgefallen.

ÜBER 250.000 MENSCHEN SIND OHNE STROM, UND DAS MITTEN IM WINTER

Weiner, ca. 30 Kilometer entfernt: Für die Tiere auf dem Bauernhof wird es langsam kritisch. Jede der 70 Kühe braucht etwa 120 Liter Wasser am Tag, das normalerweise über eine elektrische Pumpe gefördert wird. Auch die Melkmaschinen können nicht arbeiten. Wenn die Milch nicht gemolken wird, drohen sich die Euter zu entzünden, die Tiere werden krank und können sterben. Das Futter kommt normalerweise automatisch aus dem Silo in die Fütterungsanlagen, jetzt steht alles still. Im Stall wird es kalt, für die empfindlichen Kälber gibt es keine Heizmöglichkeit. Ein Geflügelhof in der Nähe hat bereits 20.000 erstickte Hähnchen zu beklagen: Das Notstromaggregat hat seinen Dienst versagt, die Stallbelüftung ist ausgefallen!

Sonntag, 27. November, Kreis Steinfurt: Tausende von Einsatzkräften und Helfern arbeiten rund um die Uhr. Manche Feuerwehren sind aus viele Hundert Kilometer entfernten Gemeinden angereist. Achtzig Generatoren sind im Einsatz, allein um die Innenstadt von Ochtrup notdürftig mit Strom zu versorgen. Ein Altenheim musste evakuiert werden. Der Krisenstab hat bereits reagiert und die Unterstützung der umliegenden Bundesländer angefordert. Das Technische Hilfswerk (THW) und die Bundeswehr transportieren Stromerzeuger aus allen Himmelsrichtungen ins Münsterland. Es erweist sich aber als schwierig, die Verbände zu koordinieren. Zeitungen berichten, dass von weither angereiste Feuerwehrleute sich die Beine in den Bauch stehen und viele Dieselgeneratoren ungenutzt bleiben.

Gronau, ca. 15 Kilometer entfernt: Auch die Urananreicherungsanlage Gronau bekommt seit Freitag keinen Strom mehr von außen. Die autarke Notstromversorgung verrichtet ihren Dienst. In der Zwischenzeit bemühen die Mitarbeiter sich darum, Dieselkraftstoff zu beschaffen, der benötigt wird, wenn die Tanks des Generators leer sind. Sollte das radioaktive und hochgiftige Uranhexafluorid austreten, wäre eine atomare Katastrophe vorprogrammiert.

Im Kreis Steinfurt sind 35 Streifenwagen im Einsatz. Die Polizisten werden zu Einbrüchen in Supermärkte und Wohnhäuser gerufen. Es kommt zu Plünderungen. Alle Alarmanlagen sind still. In den meisten Häusern sinkt die Temperatur nachts fast auf den Gefrierpunkt.

Montag, 28. November, Ochtrup: Die Stadthalle ist für Tausende Bewohner der einzige beheizte Ort seit drei Tagen. Die örtliche Zeitung spricht von einem »Flüchtlingslager«. Supermärkte und Bäcker haben geschlossen. Wer zu Hause keine alternativen Koch- und Heizmöglichkeiten hat, keine Vorräte und keine Möglichkeit, um an Trinkwasser zu kommen, ist auf die mobilen Küchen des Deutschen Roten Kreuzes und anderer Hilfsorganisationen angewiesen. Die Geduld der Menschen wird auf eine harte Probe gestellt. Fachkräfte aus ganz Deutschland arbeiten mit Hochdruck daran, die Kabeltrassen zu reparieren.

Dienstag, 29. November, Ochtrup: Die Stromversorgung für einige Gemeinden ist wiederhergestellt, aber noch immer bleiben vor allem in Ochtrup Tausende Wohnungen und viele Bauernhöfe in den Außenbezirken kalt und dunkel. Die Situation verdüstert sich, die Stimmung der Anwohner beginnt zu kippen. Frustration und Enttäuschung machen sich breit.

Mittwoch, 30. November, Ochtrup: Endlich gehen auch in Ochtrup wieder die Lichter an – nach sechs Tagen ohne Strom. Alle verfügbaren Fachkräfte und Material aus ganz Deutschland waren im Einsatz, um das möglich zu machen.

* * *

Das Münsterländer Schneechaos ist in die Geschichte eingegangen als der bisher größte und längste Stromausfall in Deutschland.[10] Wie wäre es Ihnen in einer solchen Situation ergangen? Im Mega-Stau auf der verschneiten Autobahn? Tagelang in einem stromlosen Zuhause, vielleicht mit Kindern oder pflegebedürftigen Familienangehörigen? Und wie wäre eine solche Katastrophe verlaufen, wenn nicht 250.000 Menschen in einem ländlichen Gebiet, sondern zwei Millionen – dicht gepackt in einer Großstadt – betroffen gewesen wären? Oder viele Millionen in einem ganzen Teil des Landes? Wenn nicht aus ganz Deutschland Helfer und Fachkräfte mit ihrem Material hätten anreisen können, um die Folgen des Blackouts abzumildern – weil so viele Bürger betroffen sind, dass die Kapazitäten einfach nicht ausreichen würden?

Wie Kritische Infrastrukturen unser Leben steuern

Am Beispiel der Ereignisse von 2005 wird deutlich, wie stark Katastrophen unsere moderne Gesellschaft treffen können, welche Hilfe von außen jeder Einzelne in einem solchen Fall erwarten kann – und vor allem, welche Hilfe man gerade nicht erwarten sollte. Wir haben gesehen, wie das Zusammenspiel mehrerer ungünstiger Faktoren dazu führen kann, dass nach und nach immer mehr Grundpfeiler der Zivilisation zusammenbrechen: Zuerst fällt der Schnee, es kommt zum Verkehrschaos und damit zum Transportstau. Dann reißen die vereisten Leitungen und der Strom ist weg. Dadurch fehlen auch beinahe alle teilweise lebenswichtigen Annehmlichkeiten zu Hause – wie die Heizung, der Kühlschrank, die Mikrowelle. Aber auch der Gasherd, der Wasserhahn und die Toilettenspülung sind jetzt nicht mehr zu gebrauchen, weil der Leitungsdruck in den allermeisten Fällen durch elektrische Pumpen erzeugt wird.

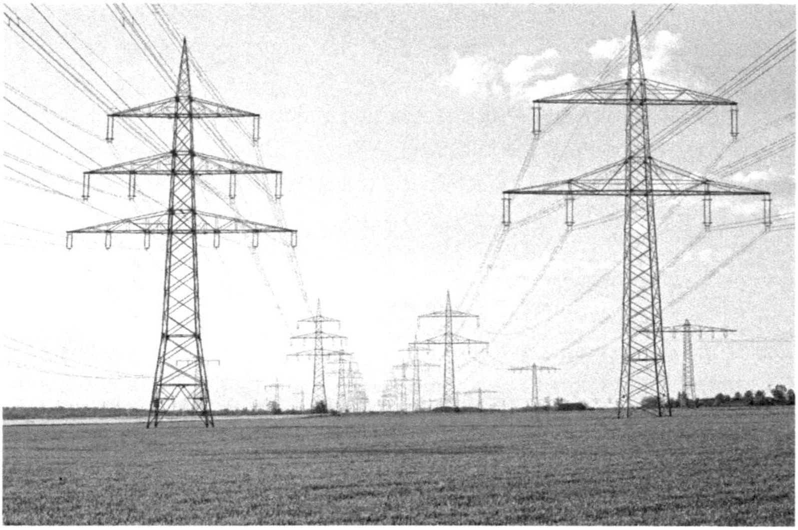

Kritische Infrastrukturen sind die Lebensadern unserer modernen Welt.

Krankenhäuser, Supermärkte, Apotheken, die Polizei, die Produktion und Verarbeitung von Nahrungsmitteln, die Telekommunikationssysteme, nicht zuletzt die behördlichen und staatlichen Institutionen stehen in einem solchen Fall nicht mehr oder nur noch eingeschränkt zur Verfügung. Egal ob Naturkatastrophe oder menschengemacht: Jede größere Krisensituation hat zur Folge, dass die sogenannten Kritischen Infrastrukturen gestört oder sogar vernichtet werden.

Über die letzten 100 Jahre hinweg haben wir eine extrem spezialisierte und mit vielen Annehmlichkeiten ausgestattete Zivilisation aufgebaut. Aber das hat den Preis, dass wir eine hochkomplexe Infrastruktur benötigen, um das System am Laufen zu halten. Die Kritischen Infrastrukturen sind:

- Energieversorgung (Elektrizität, Treibstoff & Gas)
- Informationstechnik & Telekommunikation (Austausch)
- Transport und Verkehr (Mobilität)
- Gesundheitswesen & Rettungsdienst (Unversehrtheit)
- Wasser & Abwasser (Flüssigkeit)
- Nahrungsmittelproduktion & -verarbeitung (Lebensmittel)
- Staatliche Institutionen & Ordnungsbehörden (Sicherheit)

Das Kartenhaus der Zivilisation

Hochkomplexe Systeme haben die unangenehme Eigenschaft, dass die Störung eines wichtigen Bestandteils dazu führt, dass auch andere wichtige Bestandteile beeinträchtigt werden. Krisensituationen können somit dazu führen, dass gleich mehrere Infrastrukturen gestört werden. Ein Hochwasser beispielsweise schädigt Straßen und Brücken, das Transportwesen kommt zum Erliegen. Das hat vielleicht zur Folge, dass die Nahrungsmittelversorgung gestört ist. Ein Chemieunfall dagegen könnte zuerst die Wasserversorgung gefährden. Dadurch wird das Gesundheitswesen in Mitleidenschaft gezogen, weil ungewöhnlich viele Menschen auf einmal in die Krankenhäuser kommen.

Sobald eine der oben genannten Kritischen Infrastruktur gestört ist oder zusammenbricht, stehen immer weniger Fachkräfte zur Verfügung, um die restlichen Infrastrukturen aufrecht zu erhalten. Der Ingenieur im Kraftwerk kommt beispielsweise nicht mehr zur Arbeit, weil die Straßen versperrt sind oder er Essen und Wasser für seine Familie besorgen muss. Ebenso die Ärztin im Krankenhaus, der LKW-Fahrer eines Transportunternehmens und so weiter. Bei einer schweren Pandemie kann es passieren, dass viele systemrelevante Leute sich aus gutem Grund nicht mehr aus ihrer Wohnung trauen und dementsprechend auch ihre Arbeit nicht verrichten können.

Die Art und Weise, wie wir leben, entsteht nicht einfach so, sondern ist an Bedingungen geknüpft. Und zwar an ziemlich viele. Alle Teile des Systems müssen wie Zahnräder ineinandergreifen, damit es an der Tankstelle jeden Tag Treibstoff gibt, damit der Bäcker Brötchen backen kann, damit die Regale im Supermarkt voll sind, die Geldautomaten funktionieren, das Smartphone sich mit dem Internet verbindet, der Herd angeht und das Wasser aus der Leitung kommt. Wenn unsere Kritischen Infrastrukturen gestört werden, funktioniert nach und nach immer weniger davon. Und jede etwas größere Krise führt letztlich zu solchen Störungen.

Sobald mehrere Infrastrukturen gleichzeitig zusammenbrechen, wird es – gelinde gesagt – ungemütlich: Dann ist an Alltagsleben nicht mehr zu denken und Sie werden auf den Grad Ihrer Vorsorge an Ressourcen und Fähigkeiten zurückgeworfen. Wenn keine Vorsorge vorhanden ist, sind Sie auf Hilfe angewiesen. Und wenn die Krisenlage zu groß ist, kommt keine Hilfe. Darauf sind die meisten Menschen in Deutschland nicht vorbereitet.

Wären Sie es?

Warum der Staat Sie wahrscheinlich nicht retten wird

Ein weit verbreitetes Missverständnis besteht in der Annahme, dass Privatpersonen sich nicht auf Krisen und Katastrophen vorbereiten müssten, weil das Rettungsnetz der Gemeinden, Städte, Länder und des Bundes so umfangreich aufgestellt ist. Und das stimmt an sich auch. Betrachten wir das Beispiel Deutschland: Wer hier einen Krankenwagen braucht, bekommt ihn im Durchschnitt innerhalb von 15 Minuten – manchmal dauert es natürlich auch länger, aber selbst dann sind wir im weltweiten Vergleich ganz vorne mit dabei. In wenigen Ländern gibt es so viele Rettungshubschrauber wie in Deutschland. Deutschland hat eine Gasreserve, eine Erdölreserve sowie einen Vorrat an Getreide, Hülsenfrüchten und anderen Nahrungsmitteln, die sogenannte »Zivile Notfallreserve« und die »Bundesreserve Getreide«, die für eine mehrwöchige Versorgung ausgelegt sind.[11]

Rund 1,7 Millionen Menschen arbeiten ehrenamtlich im Katastrophen- und Zivilschutz – zusätzlich zu den hauptberuflichen Helfern in den Feuerwehren und in Organisationen wie dem Deutschen Roten Kreuz, den Johannitern, den Maltesern und vielen weiteren. Es gibt das Technische Hilfswerk mit allein 66 riesigen Notstromaggregaten und vielen Hundert Millionen Euro an zusätzlichem Material.[12] Die Deutschen machen sich sogar Gedanken über Dinge wie ein »Gesetz über die Sicherstellung der Grundversorgung mit Lebensmitteln in einer Versorgungskrise und Maßnahmen zur Vorsorge für eine Versorgungskrise«[13] – in ganz Europa gibt es so etwas sonst nur noch in Tschechien, Ungarn und der Schweiz.

IN EINER KRISE IST NICHT FÜR JEDEN GESORGT

Das deutsche Innenministerium hat einen Plan erarbeiten lassen, der beschreibt, was die unterschiedlichen Behörden, Rettungsdienste und Organisationen bei einer Katastrophe oder im Kriegsfall tun sollen, um die Bevölkerung zu schützen. In dieser »Konzeption Zivile Verteidigung« steht ein Satz, der Sie stutzig machen sollte:

»Basisfähigkeit des Zivilschutzes ist die Fähigkeit der Bevölkerung, sich selbst zu schützen und (auch gegenseitig) zu helfen, bis qualifizierte, in der Regel staatlich organisierte Hilfe eintrifft.«[14]

Anders gesagt: Das ganze oben beschriebene Katastrophenschutz-System, das die Bürger schützen und ihnen helfen soll, funktioniert nur dann, wenn die Bürger sich auch selbst schützen und helfen können. Den Verantwortlichen in den Regierungen, beim THW, der Feuerwehr und anderen Behörden ist bewusst, dass sie in flächendeckenden und andauernden Krisen nur den Schwächsten in den Krankenhäusern und Pflegeheimen helfen können, aber niemals der gesamten Bevölkerung.[15] Daher appelliert der deutsche Staat seit Jahrzehnten – auch mittels Leitfäden auf der Website des Bundesamts für Bevölkerungsschutz und Katastrophenhilfe (BBK) –, dass die Menschen sich auf eine Krisensituation für mindestens ein bis zwei Wochen vorbereiten mögen. Und zwar nicht nur für sich selbst, sondern auch für die eigenen Kinder, Eltern und andere Angehörige.

Erinnern Sie sich an die »Kritischen Infrastrukturen«, die wir oben aufgezählt haben? Dann kennen Sie auch die Hauptpriorität unseres Katastrophen- und Zivilschutzes. Wenn der Strom ausgefallen ist, muss so viel Material sowie Mann- und Frauenpower wie möglich zur Verfügung stehen, um die Stromversorgung wiederherzustellen, um das kalt gewordene Altenheim zu evakuieren, um das dunkle Krankenhaus mit Notstrom zu versorgen, um den Tanklaster zur Urananreicherungsanlage zu bringen und was der Dinge mehr sind.

Jeder gesunde erwachsene Mensch, der jetzt zur Stadthalle kommt, weil er zu Hause sein Smartphone nicht mehr aufladen und sich nichts zu essen kochen kann, ist eine zusätzliche Belastung dieses Systems. Wenn dieser Mensch in der Lage wäre, sich und seiner Familie für ein paar Tage selbst zu helfen (und vielleicht sogar noch dem Senioren-Ehepaar nebenan), würde das die Helfer entlasten, die gerade mit zwei Dingen ziemlich schwer beschäftigt sind: Sie müssen diejenigen versorgen, die sich nicht selbst helfen können, etwa die Patienten im Krankenhaus. Und sie arbeiten daran, dass der Strom bald für *alle* wieder da ist.

Stellen Sie sich vor, in Ihrer Stadt fällt für sechs Tage der Strom aus. – Wären Sie eher eine Stütze oder eine Belastung für die Hilfskräfte?

Aber ist Hamstern nicht asozial?

Als im Frühjahr 2020 die Corona-Pandemie begann und das Toilettenpapier knapp wurde, titelte das Magazin *Stern*: »Hamsterkäufe sind nicht nur ignorant, sondern auch asozial und gefährlich.«[16] Ein Berliner Bezirksbürgermeister sagte dem *Tagesspiegel*: »Ein Wocheneinkauf und ein wenig verstärkte Vorratshaltung sind in Ordnung. Wer aber hamstert, handelt absolut asozial. [...] Es gibt keinen einzigen Grund, sich wie ein Prepper aufzuführen.«[17] Und das Nachrichtenportal RBB24 veröffentlichte zur »zweiten Welle« der Pandemie im Herbst einen Bericht mit der Überschrift »Der Hamster, das asoziale Wesen«.[18]

Ein Blick auf Google Trends, wo man sehen kann, wie beliebt bestimmte Suchbegriffe bei Nutzern der Suchmaschine sind, zeigt: Das Wort »Hamstern« hatte im März 2020 Hochkonjunktur. Aber nicht im positiven Sinn. Bei der Wahrnehmung von Vorratshaltung und Eigenvorsorge gibt es offenbar Widersprüche, die für Verunsicherung sorgen können. Der Staat sagt uns, wir sollen uns bevorraten, damit der Katastrophen- und Zivilschutz besser seine Arbeit machen kann. Wenn wir das aber tun und dabei eine diffuse »Grenze« überschreiten, laufen wir Gefahr, als asozial abgestempelt zu werden. Ist also generell ein schlechter Mensch, wer sich bevorratet?

PANISCHE VORSORGE IST DAS EIGENTLICHE PROBLEM

Im öffentlichen Diskurs – in den Medien, in der Politik, aber auch in persönlichen Gesprächen – wird oft zu wenig darauf geachtet, welche Wörter in welcher Bedeutung verwendet werden. Zu sagen, dass ein Vorsorger, Prepper oder »Hamster« sich asozial verhält, ist genauso falsch oder richtig, wie das Gegenteil zu behaupten. Es kommt darauf an, ob jemand gemeint ist, der sich vorausschauend auf eine Krise vorbereitet – oder jemand, der es eben nicht getan hat und jetzt »auf den letzten Drücker« und mit wenig Fachwissen versucht, alles an sich zu reißen, was

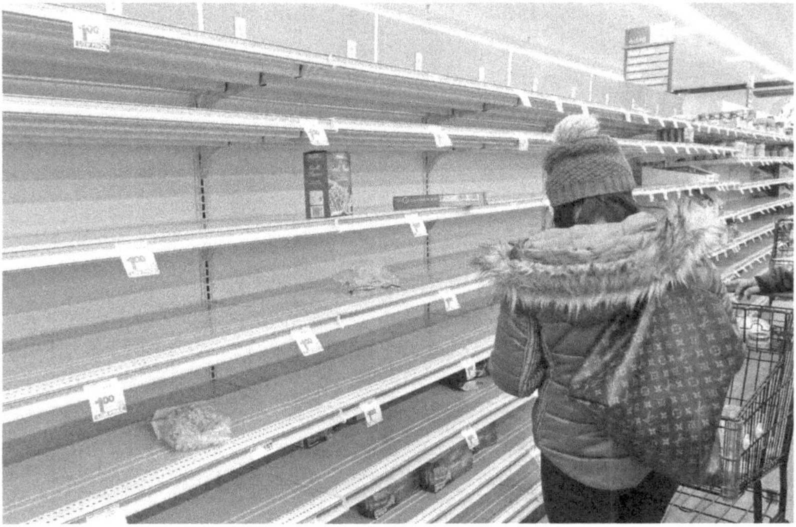

Leere Regale im Supermarkt? Als Vorsorger haben Sie schon alles zu Hause.

er oder sie bekommen kann. Das sind dann diejenigen, die zu Beginn einer Krise die Regale leerkaufen, sodass für andere nichts mehr übrigbleibt. Und das kann tatsächlich ein Problem für die Logistikkette sein und zu Lieferengpässen führen.

Hamstern kann also asozial sein, in dem ganz bestimmten Kontext, wenn die Nachschubkette für weitere Käufer unterbrochen bleibt und ein einzelner Käufer alles an Waren aufkauft, was noch vorhanden ist. In vielen anderen Kontexten ist es aber keineswegs asozial. Diese Unterscheidung zu treffen ist immens wichtig, denn wie Sie gesehen haben, funktioniert unser Katastrophenschutz nur dann richtig, wenn die Bürger sich so weit wie möglich selbst behelfen können. Jedes Mal, wenn in einem Bericht oder einer Diskussion alle Begriffe und Wertungen in einen Topf geworfen werden – häufig mit einem eher negativen Grundton –, gerät dieses System ein Stück mehr in Gefahr.

Selbst in hochentwickelten Industriestaaten ist es bis heute in Gebirgsregionen, auf Inseln und auch allgemein in ländlichen Gebieten noch überwiegend normal, sich auf den Winter oder auf längere Krisenzeiten vorzubereiten. Anders als in den städtischen Gebieten ist dort nämlich nicht alles Notwendige in Reichweite oder kann jederzeit binnen 24 Stunden geliefert werden.

Als die Fachhochschule Münster nach dem Schneechaos von 2005 eine Befragung in den besonders betroffenen Ortschaften durchführte, gab allerdings nur etwa die Hälfte der Befragten an, in Zukunft Vorräte für Krisenzeiten anlegen zu wollen.[19] Dabei gibt es eine ganze Reihe von praktischen, aber auch von moralischen Gründen, warum jeder ein Vorsorger sein sollte.

Praktische Gründe, ein Vorsorger zu sein

Wenn in Deutschland etwas passiert, ist es wahrscheinlich, dass irgendwann die Polizei oder die Feuerwehr gerufen wird. Je nachdem, wie groß die Schadenslage ist – vom Brand eines Hauses bis zum Stromausfall in einer ganzen Stadt – kommen kurz darauf noch mehr Akteure ins Spiel, etwa das Technische Hilfswerk, eine Katastrophenschutzeinheit der Hilfsorganisationen oder sogar die Bundeswehr. Sie können sich vorstellen, dass es schwierig ist, alle diese Einheiten effizient zu koordinieren. Tatsächlich spricht man am Anfang einer Krise von der sogenannten Chaosphase – also dem Zeitraum, in dem alles noch unübersichtlich ist und die Rettungskräfte sich noch nicht abschließend positioniert und vorbereitet haben.

Glauben Sie nicht, dass alle Hilfskräfte sich sofort und blind in die »heiße Zone« werfen, sobald sie alarmiert worden sind. Stattdessen müssen sie sich erst ein Bild von der Lage verschaffen und eine Versorgungsstation für die eigenen Leute errichten. Sie können davon ausgehen, dass staatliche Versorgungsmaßnahmen wie Notstrom in einer großflächigen Krise frühestens nach ein bis zwei Tagen greifen, in schlimmen Fällen noch später – und in ganz schlimmen Fällen dringt vielleicht gar nichts zu Ihnen durch. Bis dahin sind die Menschen in dem betroffenen Gebiet auf sich gestellt.

STAATLICHE VERSORGUNGSMASSNAHMEN GREIFEN FRÜHESTENS NACH EIN BIS ZWEI TAGEN

Und damit kommen wir zum zweiten praktischen Grund, ein Vorsorger zu sein. Je mehr Menschen von einer Krise betroffen sind, desto unwahrscheinlicher ist es, dass sich die Rettungskräfte um jeden Einzelnen kümmern können. Wenn eine Stadt mit mehreren Hunderttausend Einwohnern mehrere Tage lang von Strom und Wasser abgeschnitten ist, ist es nicht zu erwarten, dass die professionellen Helfer Wasserkanister zu jeder einzelnen Wohnung bringen. Nicht weil sie es nicht wollten, sondern weil der logistische Aufwand einfach nicht zu stemmen wäre.

Und dabei ist noch nicht einmal berücksichtigt, dass der Katastrophenschutz in vielen Städten und Gemeinden aufgrund jahrelanger Unterfinanzierung nicht in der besten Verfassung ist. Als im Februar 2019 im Berliner Stadtteil Köpenick für über 30 Stunden der Strom ausfiel, zeigten sich bei der Ausrüstung der Rettungskräfte und der Kapazität für Notunterkünfte und Essensausgaben erhebliche Defizite.[20] Bereits fünf Jahre zuvor hatte eine Studie deutlich gemacht, dass bei einem Blackout in der ganzen Stadt schon nach zwei Tagen die öffentliche Ordnung zusammenbrechen und es zu ernsthaften Engpässen bei der Versorgung der Bevölkerung kommen würde.[21]

Moralische Gründe, ein Vorsorger zu sein

Wenn Sie sich gut auf Krisen und Notlagen vorbereitet haben, können Sie den meisten Situationen gelassen entgegenblicken. Und noch mehr: Sie können diejenigen unterstützen, die wirklich Hilfe brauchen. Indem Sie sich, Ihre Familie und Ihr näheres Umfeld versorgen, entlasten Sie zudem die Einsatzkräfte und fallen niemandem zur Last. Das ist ein nicht zu unterschätzender Faktor, wenn viele Tausend oder Hunderttausend Menschen von einer Katastrophe betroffen sind und es an allen Ecken an Hilfskräften und Material mangelt. Hinzu kommt, dass Sie im Supermarkt niemandem etwas wegnehmen müssen, der es vielleicht dringender braucht – schließlich haben Sie schon alles.

Schlussendlich – und das ist vielleicht der wichtigste Punkt von allen – übernehmen Sie als Vorsorger die Verantwortung für sich selbst – und schieben diese nicht auf den Staat, die Gesellschaft oder Ihr soziales Umfeld ab. Wir können also feststellen: Asozial handelt nicht der Vorsorger. Asozial handelt derjenige, der *nicht* vorgesorgt hat, obwohl er es hätte tun können – und der deshalb in einer Krise der Gemeinschaft zur Last fällt. Und asozial handelt derjenige, der erst nach Beginn einer Krise hamstert und damit die angeschlagenen Versorgungsketten belastet.

Es muss nicht immer die Apokalypse sein: Wahrscheinliche und weniger wahrscheinliche Katastrophenfälle

Krisen können plötzlich kommen oder sich langsam anbahnen. Allerdings gibt es nicht die EINE Krise, sondern eine Vielzahl von möglichen Situationen, die jeweils unterschiedliche Auswirkungen und Gefahren mit sich bringen. Wir beschreiben im Folgenden einige Szenarien, deren Eintreten (zum Glück) nicht überall und für jeden gleichermaßen wahrscheinlich ist. Auch wenn die Welt im Großen und Ganzen immer sicherer und besser wird, wie wir oben gesehen haben, halten wir es trotzdem für sinnvoll, sich gedanklich auch mit auf den ersten Blick hypothetischen Gefahren auseinanderzusetzen und zu überlegen, wie realistisch diese für einen selbst sind und ob und wie man sich darauf vorbereiten kann.

→ Eine detaillierte Checkliste zur Bewertung Ihrer persönlichen Risiken finden Sie im Anhang dieses Buches (S. 185).

Ausfall der Energieversorgung

Ein Ausfall des Stromnetzes kann durch verschiedene Ursachen hervorgerufen werden. Bauarbeiter können versehentlich ein wichtiges Versorgungskabel durchtrennen (wie in Berlin-Köpenick im Februar 2019), Strommasten können aufgrund von Wetterereignissen umknicken (wie im Münsterland im Winter 2005), Hochwasser kann die Leitungen unbrauchbar machen (wie im Juli 2021 in der Eifel) oder ein gezielter Hackerangriff kann das Stromnetz lahmlegen (wie es im Dezember 2015 in der Ukraine geschah[22]). Auch der mehrwöchige Ausfall der größten Ölpipeline der USA im Mai 2021 ging auf einen Cyberangriff zurück.[23]

Der Ausfall der versorgenden Infrastruktur für Gas und Strom kann das Leben vieler Menschen auf einen Schlag verändern. In den meisten Wohnungen geht dann das Licht aus und netzbetriebene elektrische Geräte wie Herd, Durchlauferhitzer, Wasserkocher, Fernseher, Computer etc. können nicht mehr genutzt werden. In viele Wohnungen wird auch kein Wasser mehr gepumpt. Supermärkte schließen, weil weder Türen noch Scannerkassen funktionieren. Bankautomaten geben kein Geld mehr, aus Tanksäulen fließt kein Kraftstoff. Elektrische Fahrzeuge können nur noch leergefahren werden. Zugleich fallen im betroffenen Gebiet die Sendemasten für Mobilfunk und Navigation aus. Es gibt keinen Zugang mehr zum Internet. In den Krankenhäusern und anderen wichtigen Einrichtungen erhalten Generatoren die Notversorgung aufrecht, in der Hoffnung, dass der Ausfall vor dem Aufbrauchen der Treibstoffvorräte wieder behoben werden kann. Wenn dieser Zustand längere Zeit andauert, ist ein Alltag, wie er für uns alle selbstverständlich ist, nicht mehr möglich.

Zum Glück sind dauerhafte und großflächige Unterbrechungen im Stromnetz bei uns bislang nicht allzu häufig. Im Jahr 2016 dauerte der durchschnittliche Stromausfall in der Schweiz ungefähr 9, in Deutschland etwa 13 und in Österreich gut 41 Minuten.[24] Im Vergleich etwa zu Polen, wo der Wert im gleichen Zeitraum bei über 190 Minuten lag, stehen wir also ganz gut da. Allerdings sagt der Durchschnitt wenig aus über die Dauer einzelner Ereignisse, die sich – wie das Beispiel Münsterland zeigt – auch über mehrere Tage erstrecken können. Der längste Ausfall im Mittelspannungsnetz zog sich 2018 über fast neun Tage hin; allerdings können die Stromversorger in solchen Fällen den Strom meist über andere, noch funktionierende Trassen umleiten, sodass die Auswirkungen für die Haushalte dann gering bleiben.

Eine Studie des Büros für Technikfolgen-Abschätzung beim Deutschen Bundestag weist darauf hin, dass die Wahrscheinlichkeit länger andauernder und großflächiger Netzausfälle durch terroristische Angriffe und klimabedingte Extremwetterereignisse tendenziell zunimmt. Sollte es, aus welchem Grund auch immer, zu einem mindestens zweiwöchigen Stromausfall kommen, der sich über das Gebiet mehrerer Bundesländer erstreckt, kämen – so die Autoren der Studie – »die Folgen einer Katastrophe nahe«.[25]

Naturkatastrophen

Die meisten Ereignisse, die Menschen dazu zwingen, sich zumindest eine Zeitlang auf eigene Ressourcen zu verlassen, werden durch die zerstörerischen Kräfte der Natur ausgelöst. Egal, ob Sturm, Hochwasser, Erdbeben,

Bergrutsch oder einfach nur enormer Regen- oder Schneefall – Naturereignisse können schnell dazu führen, dass Menschen ihre Häuser verlassen müssen oder dass die Systeme zur Energie- und Frischwasserversorgung lahmgelegt werden.

Überirdisch verlegte Kabel oder Masten sind dem extremen Wetter ausgesetzt und können zu Bruch gehen. Wenn Schutzeinrichtungen wie Dämme und Deiche brechen (oder gar nicht vorhanden sind), können große Wassermassen selbst unterirdische Leitungen zerstören. Wo das Wasser mit großer Wucht kommt, können Häuser, Straßen und Brücken mitgerissen werden, wie wir es bei den Überflutungen in der Eifel und an der Ahr im Sommer 2021 erlebt haben. Aber auch, wenn es eher langsam steigt, wie bei der Oderflut 1997 oder dem Elbehochwasser 2002, zerstört es Wohngebäude und Infrastruktur und macht einzelne Gegenden für Wochen oder Monate praktisch unbewohnbar, weil Tierkadaver, Chemikalien, Öl und Fäkalien Wasser und Erdreich verseuchen.[26]

Ebenso dramatische Auswirkungen kann große Trockenheit haben, denn sie begünstigt die Ausbreitung von Feuer. Zwar sind wir noch weit von Zuständen wie in Australien oder Teilen Nordamerikas entfernt, aber auch in Deutschland waren die letzten Jahre von überdurchschnittlich vielen Waldbränden geprägt. Im Jahr 2019 wurden hier bei insgesamt 1.523 Bränden über 2.700 Hektar Wald vernichtet, mehr als die Hälfte davon bei zwei Großereignissen rund um das brandenburgische Jüterbog und das mecklenburgische Lübtheen.[27] Wenn der Wald in der Nähe von Siedlungen und Ortschaften brennt, müssen auch bei uns immer wieder Hunderte von Menschen teils für mehrere Tage evakuiert werden.[28]

Naturkatastrophen können ihre Ursache aber auch außerhalb der Erdatmosphäre haben. So führten etwa Sonnenstürme bereits mehrfach zu großflächigen Stromausfällen, etwa im März 1989 in der kanadischen Region Montreal mit sechs Millionen Betroffenen oder im Jahr 2003, als neben einem Teil des schwedischen Stromnetzes auch das europäische Flugradarsystem lahmgelegt wurde.[29] Bei einem solchen Ereignis treffen, ausgelöst durch Eruptionen auf der Oberfläche der Sonne, gigantische Mengen von elektrisch geladenen Teilchen auf die Erde und setzen dort Kommunikationssysteme und elektrische Geräte außer Gefecht, unter anderem auch die Transformatoren in Kraftwerken.[30] Wissenschaftler schätzen, dass alle 100 bis 200 Jahre ein besonders starker Sonnensturm auftritt.

ABC-Szenarien

Krisensituationen können auch ausgelöst werden durch atomare (A), biologische (B) und chemische (C) Ereignisse. Ursache ist in solchen Fällen in der Regel ein Unfall, das Wirken von Naturgewalten oder bewusstes menschliches Handeln.

Der verheerendste Fall einer atomaren Katastrophe wäre sicherlich der Einsatz von Atomwaffen durch Kriegsparteien; eine Gefahr, die seit dem Ende des Kalten Krieges gebannt schien und es hoffentlich auch noch lange bleibt. Aber auch die zivile Nutzung der Atomkraft ist nicht ohne (Rest-)Risiko, wie die Reaktorunfälle in Tschernobyl am 26. April 1986 oder in Fukushima am 11. März 2011 gezeigt haben – die INES-Liste mit den international gemeldeten Störfällen ist lang. Auch in Deutschland ist erst kürzlich aus einem Forschungsreaktor in Garching (bei München) radioaktives C14 ausgetreten, obwohl der Reaktor wegen der Corona-Krise gar nicht in Betrieb war.[31] Daneben ist der Einsatz von »schmutzigen« Bomben – also normalen Sprengsätzen, die mit radioaktivem Material durchmischt sind – durch Terroristen eine durchaus realistische Gefahr.[32]

Biologische Notlagen entstehen oft auf natürlichem Weg durch die Verbreitung von Viren – die Corona-Krise hat uns das seit dem Frühjahr 2020 deutlich vor Augen geführt. Aber auch schon in früheren Zeiten gab es Pandemien, die weltweit zu zahlreichen Todesfällen und zu Einschränkungen im öffentlichen Leben führten. Nach der »Spanischen Grippe« von 1918/19 mit über 50 Millionen Toten grassierte 1957/58 die »Asiatische Grippe«, 1968/69 die »Hongkong-Grippe«, 1977/78 die »Russische Grippe« und zuletzt 2009/10 die »Schweinegrippe«.[33] Immerhin gelingt es heute meist recht zeitnah, Impfstoffe gegen die neuen Varianten der schnell mutierenden Grippeviren zu entwickeln. Bei anderen Krankheiten ist das nicht so, etwa bei Ebola, an dem in Westafrika allein 2014/15 mehr als 11.000 Menschen gestorben sind – mit dramatischen Folgen für die dortigen Gesellschaften.[34]

Biologische Notlagen können auch durch den Einsatz entsprechender Waffen ausgelöst werden, die entweder Krankheitserreger oder biologische Toxine verbreiten. Obwohl solche Waffen durch eine UN-Konvention seit 1975 verboten sind, ist die »friedliche« Forschung an solchen Stoffen weiterhin erlaubt.[35] Daher gibt es eine Vielzahl von gefährlichen Erregern in den Laboren dieser Welt. Wenn sie durch einen Unfall freigesetzt werden, können sie zur Ausbreitung von tödlichen Krankheiten führen – bis hin zu einer Pandemie.[36] So entkamen 1978 aus einem Labor in

Birmingham bereits ausgerottete Pockenviren und ein größerer Ausbruch konnte nur knapp verhindert werden. In den USA gab es allein zwischen 2002 und 2008 mindestens 13 Infektionen in Laboren, die an hochgefährlichen Erregern forschen.

Chemie-Katastrophen können durch Unfälle, Kriege, Anschläge oder auch Naturereignisse ausgelöst werden. Nur selten nimmt das so dramatische Ausmaße an wie bei dem Unglück vom 3. Dezember 1986 im indischen Bhopal. In einer Pestizid-Fabrik explodierte dort damals aufgrund einer unkontrollierten chemischen Reaktion ein Tank mit hochgiftigem Methylisocyanat. Binnen Stunden starben Tausende von Menschen, viele weitere in den folgenden Tagen.[37] Auch in Europa kommt es immer wieder zu Unglücken – wie im Juli 2021 im Chempark Leverkusen, wo es mehrere Todesopfer gab und Dioxin in die Umwelt gelangte.

Bislang liefen die meisten Chemieunfälle in unseren Breiten eher glimpflich ab. Die Folge sind aber oft die (vorübergehende) Kontamination der Umgebung und die Evakuierung der Anwohner. So wurde auch im Oktober 2012 im Heidekreis in Niedersachsen der Katastrophenalarm ausgerufen, weil aus der Fabrik eines Lebensmittelherstellers eine giftige Gaswolke austrat und über ein angrenzendes Wohngebiet zog. Rund 1.800 Anwohner mussten ihre Wohnungen verlassen und konnten erst nach 20 Stunden zurückkehren.[38] Auch die Bewohner zweier Dörfer in Belgien mussten Ende März 2017 eine Nacht in Notunterkünften verbringen, nachdem aus der benachbarten Düngemittelfabrik Salpetersäure ausgetreten war.[39] Glück im Unglück hatten da die Einwohner im nördlichen Ludwigshafen nach der großen Explosion vom Oktober 2016 mit vier Toten und zahlreichen Verletzten; sie mussten nicht evakuiert werden, sollten aber für mehr als 24 Stunden die Türen und Fenster geschlossen halten und ihre Wohnungen nicht verlassen.[40]

Finanz- und Wirtschaftskrisen

In den letzten 100 Jahren gab es vier große Finanz- und Wirtschaftskrisen: den Börsencrash und die folgende Weltwirtschaftskrise 1929, die »Japan-Krise« 1991, die platzende Dotcom-Blase im Jahr 2000 und die Finanz- und Eurokrise von 2008. Zuletzt hat die Corona-Krise überall auf der Welt Menschen in finanzielle und wirtschaftliche Not geführt. Viele Unternehmen, deren Liquiditätsreserven Monat für Monat weiter abschmolzen, standen vor dem Aus. Auch wenn die globalen Lieferketten unterbrochen werden – sei es durch ein Schiffsunglück wie das des festgefahrenen Frachters »Ever Given«, der im März 2021 den Suez-Kanal blockierte, oder durch die Schließung von Werften, wie es während der Corona-Pandemie in China geschah – kann innerhalb von wenigen Wochen die Wirtschaft in eine gefährliche Schieflage geraten. Zumindest kann es dadurch weltweit zu Lieferengpässen bei wichtigen Gütern kommen.

Wirtschaftliche Katastrophen haben unterschiedliche Ursachen und verschieden Folgen. Häufig sind sie auch die »zweite Welle« nach anderen Krisenereignissen, etwa nach Epidemien oder Kriegen. Die Folgen sind aber ebenso ähnlich wie ernst: Wenn Inflation, steigende Staatsverschuldung und wegbrechende Steuereinnahmen den Staat an seine Grenzen führen, können durchschnittliche Bürger den Zugang zu den alltäglichen Ressourcen des Lebens verlieren. Im schlimmsten Fall bricht irgendwann sogar die öffentliche Ordnung zusammen bis hin zum totalen Ausfall von Polizei, Feuerwehr und Armee. Vor dieser Situation sahen sich etwa die Menschen im Libanon, die im Sommer 2020 für ihr Grundrecht auf Strom, medizinische Versorgung und Bildung protestierten.[41] Zum Glück sind solche Szenarien für die meisten Staaten West- und Mitteleuropas derzeit äußerst unwahrscheinlich.

Gesellschaftliche Umbrüche

Wenn bei einer Wirtschaftskrise die Menschen auf die Straße gehen, um lautstark und gewaltbereit zu demonstrieren, oder wenn sie gar die staatliche Grundordnung umstürzen wollen, wird es richtig ungemütlich. Dann besteht Gefahr, dass viele durch die Notlage in Panik verfallen und ihre Mitmenschen zusehends zuerst als Gegner, dann als »Beute« oder »Ressource« sehen. Eine solche Entwicklung ist zum Beispiel in Venezuela zu beobachten, das sich unter Präsident Maduro in eine Autokratie verwandelt hat, in der demokratische und rechtsstaatliche Prinzipien außer Kraft gesetzt wurden. Das Militär führt dort gemeinsam mit Milizen politisch motivierte Festnahmen durch, die regelmäßig in Plünderungen, Folter und außergerichtlichen Hinrichtungen münden. Fast die Hälfte der Einwohner in dem einst reichsten Land Südamerikas ist heute erwerbslos, 96 Prozent der Haushalte leben in Armut und knapp 80 Prozent können sich die Basisversorgung mit notwendigen Lebensmitteln nicht leisten.[42]

Auch wenn Südamerika weit weg ist und in Deutschland derartige Zustände in nächster Zukunft gewiss nicht zu erwarten sind, lohnt sich ein

Blick auf die Ereignisse bei den großen Katastrophen der letzten Jahre, um sich zu vergegenwärtigen, was theoretisch alles passieren kann. In den USA – immerhin eine der ältesten Demokratien und eine der größten Wirtschaftsmächte der Welt – kam es nach dem Durchzug des verheerenden Hurrikans Katrina im Jahr 2005 in der Metropole New Orleans zu großangelegten Plünderungen. Während die meisten Einwohner sich in Notunterkünfte flüchten mussten, wurden Lebensmittelgeschäfte und sogar Pflegeheime geplündert, die Ordnungsbehörden konnten ihren Aufgaben nicht mehr nachkommen, Polizisten wurden angegriffen und zuletzt wurde sogar das Kriegsrecht verhängt.[43]

Selbst in Deutschland kam es bei Hochwasserkatastrophen in der Vergangenheit immer wieder zu vereinzelten Plünderungen, so auch zuletzt bei der Flutkatastrophe in der Eifel im Sommer 2021.[44]

DIE VIER SÄULEN DER KRISEN-VORSORGE

Was Sie brauchen, um eine Krise zu überstehen

So, wie ein Haus sicher auf einem Fundament und Grundsteinen steht, ist auch die Krisenvorsorge auf mehreren Ecksteinen oder Säulen aufgestellt. Denken Sie daran, dass ein auf Sand gebautes Haus bei Sturm und Regen schnell zusammenbrechen wird, weil das Fundament nicht stabil ist. Das gleiche gilt für Ihre Vorsorge-Konzept: Wenn Sie hier wesentliche Bausteine vergessen – zum Beispiel Brennstoff und eine Ersatzkoch- oder Heizeinrichtung – dann nützen Ihnen auch viele Kilo Nudeln oder Reis wenig: Sie müssen sie dann trocken knabbern oder weichlutschen.

Eine sinnvolle und gute Krisenvorsorge steht auf den vier Säulen: Vorräte & Ausrüstung, Wissen & Fähigkeiten, dem sozialen Netz sowie physischer & psychischer Leistungsfähigkeit. Was es damit auf sich hat, erfahren Sie in den folgenden Kapiteln.

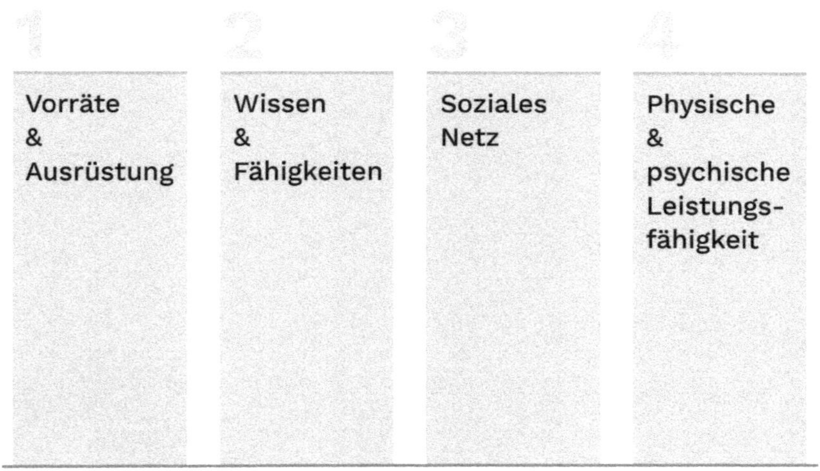

1 Die erste Säule: Vorräte & Ausrüstung

Die erste Säule der Krisenvorsorge scheint selbsterklärend, bringt aber einige Herausforderungen mit sich. Die mediale Berichterstattung und die staatlichen Empfehlungen vermitteln den Eindruck, dass die Ausrüstung und das Lebensmittellager von allen Dingen am wichtigsten sind. Wichtig sind sie in der Tat – aber im Vergleich zu den anderen drei Säulen sind materielle Ressourcen wie Nahrung, Wasser und technische Hilfsmittel unserer Meinung nach die mit der geringsten Priorität.

Es existieren somit unrealistische Erwartungen daran, was Ausrüstung leisten kann. Zudem birgt das ganze Material die Gefahr, sich in einer falschen Sicherheit zu wiegen. Es ist möglich, sich viele Dinge zu kaufen, die aber im Ernstfall nicht zweckmäßig oder alleine nicht ausreichend sind. Die ausverkauften Toilettenpapier- und Pasta-Regale zu Beginn der COVID-19-Pandemie sind uns allen nur zu gut in Erinnerung. Sie werden nur dann die richtigen Ressourcen vorrätig haben, wenn Ihnen Ihre eigenen Grundbedürfnisse während einer Krise bekannt sind.

Diese Grundbedürfnisse hängen auch von der jeweiligen Krisensituation ab. Je nach Lage kann es für Sie und Ihre Familie besser sein, zu Hause zu bleiben oder das Zuhause für einige Zeit zu verlassen. Es kann auch sein, dass diese Entscheidung gar nicht bei Ihnen liegt – zum Beispiel bei einer staatlich verordneten Ausgangssperre oder bei einer Evakuierung. Welche Maßnahme wann die richtige ist, lässt sich leider im Voraus nicht genau klären – es kommt immer auf die Situation an. Deshalb empfehlen wir Ihnen, auf beide Szenarien vorbereitet zu sein: zu Hause bleiben und weggehen.

Wenn Sie die Tipps in diesem Kapitel auch nur zur Hälfte umsetzen, werden Sie in einer Pandemie, bei einem Hochwasser, einem Hausbrand oder Stromausfall immer noch deutlich besser dastehen, als wenn Sie sich nicht vorbereitet hätten.

Diese sieben Grundbedürfnisse sichern Ihr Überleben

In einer zivilisierten Gesellschaft zu leben, hat unglaublich viele Vorteile. Einer der größten davon birgt aber zur gleichen Zeit eine immense Gefahr, die dazu führen kann, dass Sie in einer Krise falsche Entscheidungen treffen: Die zivilisierte Welt ist ein indirektes Feedback-System.

Was bedeutet das? Stellen Sie sich ein Schachspiel vor. Hier gibt es eine verhältnismäßig geringe Zahl von Regeln, die aber eine große Zahl von möglichen Handlungen erlauben. Welche der vielen Optionen Sie wählen, hängt davon ab, wie Ihre und die gegnerischen Figuren gerade aufgestellt sind – auf dieser Basis entscheiden Sie. Wenn Ihre Dame – neben dem König die wertvollste Figur – gerade bedroht wird, ergibt es Sinn, sie aus der Gefahrenzone zu bringen oder andere Figuren zwischen die Dame und den Gegner zu bringen. Allerdings können Sie sich auch entscheiden, am anderen Ende des Spielfelds einen isolierten Bauern um ein Feld nach vorne zu schieben. Abhängig davon, welche der beiden Möglichkeiten Sie wählen, werden Sie entweder im Spiel bleiben oder schnell geschlagen werden. Anders gesagt: Schach ist ein *direktes* Feedback-System. Sie priorisieren eine einzige Handlung vor einer großen Menge anderer möglicher Handlungen und bekommen postwendend die »Antwort«. Wenn Sie Ihre Entscheidungen nicht davon abhängig machen, was gerade die höchste Priorität hat, sind Sie nach wenigen Zügen aus dem Spiel.

DAS LEBEN IN DER ZIVILISATION ÄNDERT UNSERE GRUNDBEDÜRFNISSE

In der zivilisierten Welt dagegen geht es geruhsamer zu. Hier haben Ihre Entscheidungen oft indirekte oder zeitlich stark verzögerte Konsequenzen. Zum Beispiel können Sie sich jahrelang falsch ernähren und die negativen Auswirkungen durch die moderne Medizin so weit im Zaum halten, dass Sie keine spürbaren Nachteile im Leben haben. Sie können jeden Monat Ihr ganzes Einkommen (oder sogar noch mehr) verprassen anstatt etwas für das Alter oder Notsituationen zurückzulegen und müssen nicht an die Konsequenzen denken, weil unser Sozialsystem zurzeit die schlimmsten Folgen abfedert.

Das zivilisierte Leben ist also ein *indirektes* Feedback-System. Wenn Sie einen Fehler machen und die Prioritäten falsch setzen, passiert meist erstmal – nichts. Erst nach einigen Monaten, Jahren oder Jahrzehnten machen sich Auswirkungen bemerkbar. Die wenigsten Menschen in Ländern mit mittlerem bis hohem Einkommen müssen regelmäßig existenzielle

Angst verspüren. Das ist auf der einen Seite großartig. Gleichzeitig sollten Sie sich bewusst sein, dass durch diese Indirektheit Ihr intuitives Gespür für die wirklich elementaren Bedürfnisse verzerrt wird. Und diese Grundbedürfnisse sind es, die in einer Krise Ihr Überleben sichern. Denn egal ob Ihr Haus brennt, Sie sich im Nationalpark verlaufen oder ein Stromausfall Ihre Stadt lahmlegt: In einer Krise verschwinden die schützenden, verzögernden Schichten der Zivilisation. Sie befinden sich dann in einem viel direkteren Feedback-System und müssen unter Umständen sehr schnell entscheiden, was Sie priorisieren und wie Sie handeln.

In unseren Survival-Kursen stellen wir den Teilnehmern zu Beginn die Frage, welche Dinge in einer Überlebenssituation am wichtigsten sind. Anders gesagt: Welche Grundbedürfnisse habe ich, wenn ich aus der gewohnten, zivilisierten Welt gerissen werde und mich in einer Umgebung wiederfinde, in der Fehler tödlich sein können? – Es lohnt sich, darüber einige Minuten nachzudenken. Bei der Antwort der Teilnehmer stehen meistens Wasser und Nahrung an erster Stelle. Das klingt logisch, schließlich trinken und essen wir jeden Tag. Wer aber in einer Krise Wasser und Nahrung als seine Hauptprioritäten identifiziert, wird ähnlich wie der unaufmerksame Schachspieler schnell aus dem Spiel ausscheiden.

Denn was uns Menschen viel schneller in Gefahr bringt als Wasser- und Nahrungsmangel ist die Kälte. Eine Unterkühlung tritt je nach Witterung innerhalb weniger Stunden ein und wird schnell zur Gefahr fürs Leben. Ein Hitzschlag ist ebenso gefährlich. Im zivilisierten Leben brauchen wir uns darum meist nicht kümmern – wir haben trockene Wohnungen, kühlende Klimaanlagen, schützende Sonnencreme, winddichte Fenster und warme Heizungen. Wir haben uns von der Witterung weitestgehend unabhängig gemacht – was uns vergessen lässt, wie schutzlos wir ihr ausgeliefert sind, wenn wir aus der Zivilisation gerissen werden. Das Grundbedürfnis Unterkunft & Witterungsschutz steht deshalb bei der Krisenvorsorge an erster Stelle. Dazu gehört auch der Aspekt »Sicherheit der Wohnung / des Hauses«.

Das nächste Grundbedürfnis ist das Feuer. Das klingt archaisch, denn auch hier haben wir in der Zivilisation bequeme Lösungen gefunden für alle Probleme, für die wir in der Krise ein einfaches Feuer benötigen: Uns trocken halten, uns warmhalten, Trinkwasser gewinnen, Licht erzeugen, Nahrung zubereiten.

An dieser Stelle endlich steht das Wasser als drittes Grundbedürfnis. Unter normalen Bedingungen kann der Mensch zwei bis drei Tage ohne Wasser überleben.

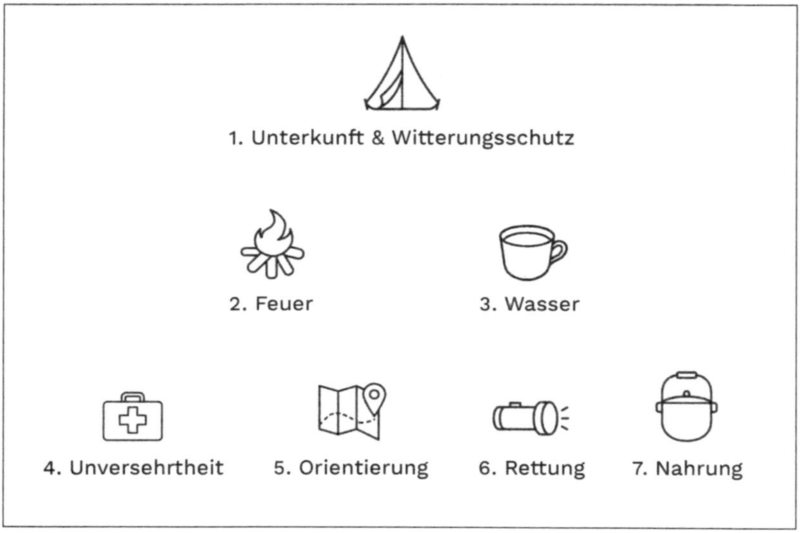

Die sieben Grundbedürfnisse des Überlebens

Als nächstes Grundbedürfnis folgt die körperliche und geistige Unversehrtheit. Wenn Sie eine akute Verletzung haben, müssen Sie sich natürlich als allererstes darum kümmern. Aber auch unverletzt sollten Sie in einer Notlage spätestens nach vier Tagen aktiv Vorkehrungen treffen, Ihre körperliche Gesundheit aufrecht zu erhalten. Dazu zählen an erster Stelle die persönliche Hygiene und Maßnahmen, um sich vor Infektionen zu schützen, sowie die Zufuhr von Mikronährstoffen (Vitamine, Mineralstoffe, Aminosäuren und Fettsäuren). Auf lange Sicht ist Ihre seelische Gesundheit gefährdet durch Zustände wie Angst, Panik, Ungewissheit, Isolation oder Langeweile; auch dagegen sollten Sie etwas tun.

Grundbedürfnis Nummer Fünf ist – sofern Sie Ihr Zuhause verlassen mussten – die Orientierung. Ihr letztendliches Ziel lautet, die Notsituation zu beenden und wieder in die zivilisierte Welt oder an einen sicheren Ort zurückzukehren. Dafür müssen Sie wissen, wo Sie gerade sind und wo Sie hinwollen, im räumlichen wie im übertragenen Sinne. Ebenso ist es von Vorteil, die Lage von Wasserquellen, Krankenhäusern oder anderen wichtigen Punkten in der Umgebung zu kennen – und den besten Weg dorthin.

Sie wollen aus der Krise entkommen – alleine oder mit Hilfe von außen. Auf sich aufmerksam zu machen oder die eigenen Fähigkeiten und

Ausrüstung anzuwenden, um eine ungewollte Situation zu beenden, das ist das Grundbedürfnis Rettung.

Erst an allerletzter Stelle steht, was bei den meisten Menschen auf Position Eins der Prioritätenliste zu finden ist: die Nahrung. Da wir in der Zivilisation mit Essen im Überfluss versorgt sind, haben wir unsere Körper darauf konditioniert, alle paar Stunden »Hunger« anzumelden. Jeder, der schon einmal gefastet hat, weiß aber, dass wir wohlgenährten Menschen locker einige Tage, Wochen oder sogar Monate ohne nennenswerte Nahrung auskommen können – bei gleichbleibender körperlicher Leistungsfähigkeit! Die Zufuhr von Mikronährstoffen bleibt aber weiterhin überlebenswichtig.

Nun kennen Sie die sieben Grundbedürfnisse des Überlebens in Krisenlagen und können sich beruhigt einen klugen Vorrat an Ausrüstung, Wasser und Lebensmitteln anlegen – denn Sie wissen jetzt, worauf es ankommt.

Das A & O der Vorratshaltung

Ihre Wohnung oder Ihr Haus ist gemütlich, solange die Kritischen Infrastrukturen zur Verfügung stehen. Fallen sie weg, etwa bei einem Stromausfall, funktionieren auch die meisten Annehmlichkeiten Ihres Zuhauses nicht mehr: Heizung, Wasserhahn, Toilette, Kühlschrank, Licht und Herd sind nutzlos. Jetzt brauchen Sie für alles eine Alternative. Während einer Pandemie, eines Stromausfalls und weiterer Szenarien kann es die beste, vielleicht sogar die einzig realistische Option sein, sich für einige Zeit aus den Vorräten zu versorgen, die zu Hause sind.

→ Im Anhang (ab S. 189) finden Sie ausführliche Checklisten für jedes der sieben Grundbedürfnisse.

WIE LANGE MÜSSEN DIE VORRÄTE HALTEN? Hier scheiden sich die Geister. Geht man davon aus, dass ein Krisenszenario umso wahrscheinlicher ist, desto überschaubarer seine Ausmaße sind, könnte der Leitsatz gelten: Selbst die geringste Vorsorge ist immer noch besser als gar keine Vorsorge. Für einen Stromausfall wie 2019 in Berlin-Köpenick hilft auch schon ein Vorrat, der für fünf Tage ausgelegt ist. Ein vorgepacktes Mini-Notgepäck bietet im Fall eines Wohnungsbrands weniger Komfort als ein kompletter Überlebensrucksack, ist aber immer noch meilenweit besser, als völlig ohne Hab und Gut dazustehen. Von staatlicher Seite wird ein Lebensmittel- und Getränkevorrat für 10 Tage empfohlen.[45] Wer zu Hause den Platz hat, sollte dies auf 14 Tage ausdehnen. Ein solcher Vorrat wäre beispielsweise nötig gewesen beim Stromausfall 2005 im Münsterland oder bei den großen Überschwemmungen in Ahrweiler im Jahr 2021.

IST EIN VORRAT FÜR NOCH LÄNGERE ZEIT SINNVOLL? Wir meinen ja. Denn wenn es dazu kommt, dass Sie Lebensmittel, Getränke, Brennstoff und Ähnliches für einige Zeit nicht kaufen können, dann sind die Infrastrukturen unserer komplexen Gesellschaft arg beschädigt. Damit sich so ein Zustand wieder erholt, braucht es vielleicht mehr als zwei Wochen – selbst wenn bis dahin der eigentliche Krisenzustand (Hochwasser, Stromausfall etc.) bereits verschwunden bzw. behoben ist. Oder denken Sie an eine Pandemie, in der die Ansteckungsgefahr länger als zwei Wochen anhält.

Unsere Empfehlung lautet deshalb: Mindestens 14, besser 30 Tage. Was für Sie möglich ist, hängt natürlich stark ab von Ihrem Budget sowie vom Lagerplatz, der zur Verfügung steht. Wenn eines davon oder beides knapp ist, konzentrieren Sie Ihren Vorrat vor allem auf die Bereiche Wasser, Brennstoff, Medikamente und Kalorien. Dann sind Sie vielleicht nicht für 30 Tage autark, können sich aber in diesem Zeitraum mit nur minimaler Unterstützung von außen (z.B. nachbarschaftliches Netzwerk, Tauschgeschäfte, Suppenküche etc.) versorgen. Oder Sie haben einen Grundvorrat, den Sie bei Bedarf kurzfristig aufstocken.

Natürlich kann man sich auch Krisen vorstellen, für die es ratsam wäre, einen Vorrat für drei Monate, ein Jahr oder zehn Jahre anzulegen. Genauso kann man dafür argumentieren, sein Essen selbst anzubauen, Kaninchen oder Hühner zu züchten, einen Obstgarten anzulegen und generell zum Selbstversorger außerhalb der Stadt zu werden. Denn so wären Sie wahrscheinlich am allerbesten auf jede noch so große Krise vorbereitet. Wenn es Ihnen Freude bereitet und Sie den Platz und die Möglichkeiten dafür haben – machen Sie es!

Wenn wir aber davon ausgehen, dass die meisten Krisensituationen zwischen einem Tag und wenigen Wochen anhalten, ist es kein guter Rat, sein Leben allein mit der Begründung »Krisenvorsorge« komplett umzustellen. Alles braucht sein Maß. Sollten Sie der Meinung sein, es ziehen schwierigere Zeiten herauf, stocken Sie Ihren Vorrat ruhig auf über einen Monat auf. Fühlen Sie sich aber auch nicht schlecht, wenn Krisenpropheten oder Endzeit-Prepper Ihnen einreden wollen, dass nur die völlige Autarkie der Weg der Erleuchtung ist. Jede Vorbereitung hilft Ihnen in einer möglichen Notsituation, aber auch bei unerwarteten Ereignissen im Alltag (Besuch, Schlechtwetter etc.).

KOSTENFAKTOR & AUSRÜSTUNGSQUALITÄT: Ausrüstung, Lebensmittel und Getränke kosten Geld. Einen vierköpfigen Haushalt krisensicher zu machen kann viele Hundert oder gar Tausend Euro kosten, abhängig davon, was schon da ist. Es ist deshalb unrealistisch, alles auf einmal anzuschaffen. Denken Sie stattdessen in einem längeren Zeitraum: Heute haben Sie vielleicht nur einen Bruchteil dessen, was Sie sich anschaffen wollen. In einem Jahr sind Sie dann beispielsweise schon bei 20 Prozent, nach vier Jahren bei 80 Prozent.

ES IST UNREALISTISCH, ALLES AUF EINMAL ANZUSCHAFFEN

Zudem gibt es eine gute Nachricht: Wenn Sie ab und zu campen oder wandern gehen, haben Sie schon das meiste von dem, was Sie brauchen. Viele Ausrüstungsgegenstände sind wegen des Outdoor-Booms der letzten Jahrzehnte auch verhältnismäßig günstig zu kaufen. Einen brauchbaren Gaskocher für daheim erhalten Sie schon ab 15 €, die dazugehörigen Kartuschen kosten auch nicht die Welt.

Aber Vorsicht, lassen Sie sich nicht generell von einer Günstig-Mentalität leiten. In einigen Bereichen lohnt es sich wirklich, hochwertige Ausrüstung eines namhaften Herstellers zu kaufen. Diese Ausrüstung ist schwer bis gar nicht zu improvisieren, und sie zu verlieren kann richtig weh tun. Von hochwertiger Ausrüstung haben Sie mehrere Jahrzehnte etwas und können sich sicher sein, dass sie Sie im Ernstfall nicht hängen lässt. Diese Bereiche sind:

- Wasserfilter
- Arbeitsmesser & Taschenmesser
- Rucksack
- Schuhe
- Isomatte (wenn es sich um ein aufblasbares Modell handelt)

Grundbedürfnis 1: Unterkunft & Witterungsschutz

Wärme, Kühlung und Licht

Eine Wohnung ohne Heizung nimmt nach kurzer Zeit die Außentemperatur an. Immerhin sind Sie dort aber vor Wind und Nässe geschützt. Bei einem Heizungsausfall alle Räume zu beheizen, ist nicht realistisch. Wählen Sie stattdessen einen einzigen Raum aus, den Sie warmhalten wollen. Legen Sie Decken, Teppiche und Handtücher auf den Boden sowie vor Fenster und Türen, um den Raum zusätzlich zu isolieren. Jeder in der Wohnung oder im Haus sollte sich warm anziehen. Worauf dabei zu achten ist, erfahren Sie detailliert im Kapitel »Hard Skills des Überlebens« (→ S. 98f.).

Zusätzliche Decken und Schlafsäcke helfen Ihnen, auch nachts warm zu bleiben. Mit Isomatten für alle ist es auch möglich, gemeinsam im selben Raum zu schlafen – oder Sie legen einfach die Matratzen aus dem Bett im Gemeinschaftsraum auf den Boden. Lüften Sie nur stoßweise, um Sauerstoff in den Raum zu bekommen, ihn aber nicht zu sehr abkühlen zu lassen.

Kaufen Sie sich unbedingt mehrere Rettungsdecken. Im Handel können Sie Einweg-Rettungsdecken und wiederverwendbare Varianten kaufen. Die Einweg-Modelle kosten nur wenige Cent und sind zusammengefaltet winzig klein. Sie bestehen aus einer hauchdünnen Kunststoff-Folie, die einseitig mit Aluminium bedampft ist. Eine wiederverwendbare Rettungsdecke dagegen ist eine stabile Plane mit einer Aluminiumschicht auf einer Seite – dadurch ist sie teurer und im Packmaß deutlich größer, aber auch sehr viel stabiler und vielseitiger einsetzbar. Wenn in diesem Ausrüstungs-Kapitel von einer »Rettungsdecke« die Rede ist, meinen wir die wiederverwendbare Version. Mit einer solchen Rettungsdecke und einer dünnen Fleecedecke können Sie Temperaturen um den Gefrierpunkt selbst im T-Shirt aushalten. Wiederverwendbare Modelle finden Sie ab ca. 20 € im Versandhandel oder Outdoor-Bedarf.

→ Mehr zur Anwendung der Rettungsdecken erfahren Sie im Kapitel »Hard Skills des Überlebens« (auf S. 103f. & 133ff.).

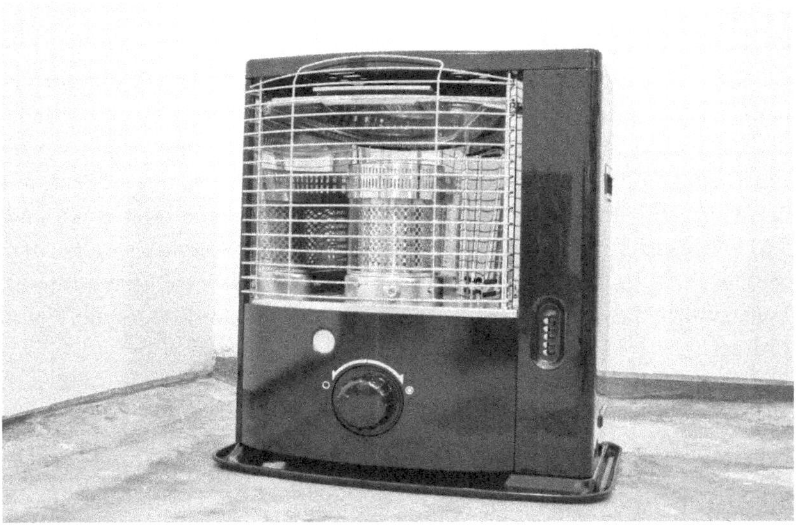

Hilfreich, wenn die Heizung ausfällt: Ein mobiler Petroleumofen.

Es lohnt sich, eine autarke Heizung zu kaufen, beispielsweise einen kleinen Petroleumofen. Einen solchen bekommen Sie ab ca. 150 € und können damit (je nach Modell) einen Raum zwischen 15 und 40 Quadratmeter Größe beheizen. Neben dem Brennstoff benötigen die meisten Modelle auch Batterien für die Zündung. Über eine Google-Suche nach »Heizen ohne Strom« werden Sie schnell fündig.

Eine Überlegung wert ist auch die Anschaffung einer Petroleumlampe, die als Kombination von Lampe, Heizung und Kochmöglichkeit genutzt werden kann. Ein solches Gerät kostet zwar mehrere Hundert Euro und muss pfleglich behandelt werden, dafür werden Sie auch viele Jahre etwas davon haben. Wenn Sie gelegentlich campen gehen, lohnt sich die Anschaffung.

Achtung! Bei den genannten Heizmöglichkeiten müssen Sie darauf achten, den Raum regelmäßig kurz zu lüften und die Türen zumindest einen Spalt weit offen zu lassen – es bildet sich durch die Verbrennung Kohlenstoffdioxid. Manche Notheizungen haben einen eingebauten Sensor, der Alarm schlägt, sobald die CO_2-Konzentration zu hoch wird. Keine gute Idee ist es, den Grill in die Wohnung zu stellen, wie es eine Familie in der Nähe von Kassel im Winter 2019 während eines Heizungsausfalls gemacht hat.[46] Die unvollständige Verbrennung von Holzkohle erzeugt das Atemgift Kohlenmonoxid, das innerhalb kürzester Zeit zu schweren gesundheitlichen Problemen bis hin zum Tod führt.

Sollte Ihre Wohnung in einer Krisensituation nicht zu kalt, sondern zu heiß werden (wenn Ventilator, Klimaanlage, Kühlschrank etc. ausfallen), dann versuchen Sie, die Sonneneinstrahlung auf die Zimmer zu reduzieren. Auch hier hilft Ihnen eine Rettungsdecke weiter – spannen Sie sie vor den Fenstern auf, die nach Osten, Westen und Süden ausgerichtet sind. Die Wärmestrahlung wird so teilweise reflektiert. Sorgen Sie außerdem für Durchzug und kühlen Sie Ihren Körper mit nassen Tüchern herunter. Lebensmittel lassen sich unterirdisch kühlen, etwa im Keller oder einem Erdloch.

Sie brauchen weiterhin mindestens eine gut erreichbare und aufgeladene Taschenlampe für einen plötzlichen Stromausfall. Kerzen im Haus zu haben, ist natürlich auch eine gute Idee, aber eine helle Taschenlampe wird Ihnen bessere Dienste erweisen. Außerdem empfehlen wir, LED-Lichter für die Beleuchtung ganzer Räume vorrätig zu haben. Solche Lampen haben keinen zentrierten Lichtstrahl, sondern verteilen das Licht gleichmäßig im ganzen Umkreis. Sie finden entsprechende Modelle unter dem Stichwort Camping- oder Zeltleuchte, häufig mit verschiedenen Helligkeitsstufen. Diese Lichter lassen sich auf verschiedenen Wegen mit Elektrizität versorgen:

- verbauter Akku oder Batterien (diese müssen Sie dann auch ausreichend vorrätig haben)
- am Gerät verbaute Kurbel
- am Gerät verbautes Solarpanel

Zu empfehlen sind vor allem die Modelle mit Akku – hier hält eine Ladung meist am längsten und Sie können die Lampe häufig auch als Powerbank nutzen. Die meisten Kurbel- und Solarmodelle brauchen sehr lange, um aufgeladen zu werden.

Es gibt darüber hinaus Lampen, bei denen Strom erzeugt wird, indem man einige Minuten an einem Band zieht (z.B. die »nowlight«). Alternativ wählen Sie eine Schwerkraftlampe, bei der ein Gewicht langsam zu Boden sinkt und darüber Strom erzeugt (Suchbegriff »Gravity Light«).

Sobald Sie eine Verbrennungseinrichtung betreiben, lohnt sich auch ein Kohlenmonoxid-Melder in der Wohnung (ab 15 € erhältlich). Was auf jeden Fall vorhanden und gut erreichbar sein sollte sind ein Feuerlöscher (mind. 6 Liter, ca. 40 €) und eine Löschdecke in der Küche.

Wenn sie noch keinen haben, schaffen Sie sich einen gut bestückten Werkzeugkasten an, um kleine Reparaturen selbst durchführen zu können. Ein Akku-Bohrschrauber ergänzt das Heimwerker-Equipment.

Sicherheit der Wohnung

Auch ein Einbruchschutz gehört zu einem krisensicheren Heim. Die Möglichkeiten dafür sind vielfältig, lassen Sie sich dafür am besten von einem Fachmann beraten. Denken Sie daran, dass es den perfekten Schutz nicht gibt – Sie können Ihr Zuhause aber für Einbrecher so unattraktiv wie möglich machen. Nachfolgend finden Sie einige Ansatzpunkte:

- Haben Ihre Wohnungs- und Balkontüren einfache Schließzylinder? Wenn ja, tauschen Sie diese gegen Sicherheitszylinder aus. Ein Drehknauf auf der Innenseite erleichtert das Abschließen von Innen.
- Besorgen Sie sich Türen und Fenster mit umlaufenden Verriegelungen, diese sind deutlich schwerer zu öffnen als solche mit einfachen Schließsystemen.
- Verschließbare Fenstergriffe verhindern, dass ein Fenster von außen per Draht geöffnet wird.
- Horizontale oder vertikale Querriegel vor der Tür machen es immens schwerer, die Tür aufzubrechen.
- Türspione oder Kameras mit Gegensprechanlage ermöglichen Ihnen, zu sehen, wer vor der Tür ist, bevor Sie aufmachen.

Einbruchschutz bedeutet aber auch, gar nicht erst auf dem Radar von potenziellen Einbrechern aufzutauchen. Um Ihr Zuhause zu schützen hilft es sehr, unauffällig zu bleiben. Stellen Sie sich vor, während eines längeren Stromausfalls geht ein Krimineller die Straße entlang und sieht, dass es überall dunkel ist, nur in Ihrer Wohnung brennt Licht. Nun weiß er, wo etwas zu holen ist. Sorgen Sie deshalb im Voraus dafür, dass Sie alle Fenster abdunkeln können, um nachts einen Lichtschutz zu gewährleisten.

Grundbedürfnis 2: Feuer (Kochen & Heizen)

Im Umfeld der Wohnung brauchen Sie Feuer vor allem, um Wasser abzukochen und Essen zu machen. Gas, Elektroherd und Mikrowelle stehen Ihnen bei einem Stromausfall wahrscheinlich nicht zur Verfügung, und weder Spaghetti noch Reis lassen sich roh gut essen. Zum Glück gibt es eine Vielzahl an Alternativen. Im Folgenden finden Sie eine Übersicht mit deren Vor- und Nachteilen.

CAMPINGGAS: Ein Gaskocher (im Handel ab ca. 15 €) ist wohl die einfachste und günstigste alternative Kochmöglichkeit. Kleine Gaskocher sind außerdem hochmobil und passen in jeden Rucksack. Gas hat den höchsten Heizwert der hier vorgestellten Brennstoffe und kostet nicht viel. Während einer Krise jedoch kommen Sie wahrscheinlich schwierig bis unmöglich an neue Gaskartuschen.

BENZIN: Bei Benzinkochern (ab ca. 60 €) füllen Sie den Brennstoff in einen Tank, der dann über eine Pumpe unter Druck gesetzt wird. Campingbenzin hat ebenfalls einen hohen Heizwert, allerdings sind die Kocher deutlich teurer als vergleichbare Gas-Modelle. Wegen der komplexeren Mechanik müssen Sie diese Kocher auch häufiger warten. Auf der anderen Seite dürfte Benzin in Krisenlagen einfacher zu bekommen sein als Gaskartuschen. Ein weiterer Vorteil von Benzinkochern ist, dass Sie sie auch bei sehr kalten Temperaturen nutzen können.

SPIRITUS/ALKOHOL: Spiritus (bzw. Ethanol) hat einen geringeren Heizwert als Gas oder Benzin, bietet allerdings einige Vorteile. Ein Spiritusbrenner mit Vergaservorrichtung (ab ca. 15 Euro) hat keine beweglichen Teile und geht deshalb nicht kaputt. Zudem ist er klein und leicht, somit ideal zum Mitnehmen geeignet. Allerdings muss Spiritus mindestens 13 °C warm sein, damit er sich entzündet. Sie können im Spirituskocher auch Rum, Whisky oder andere Spirituosen ab ca. 50 Prozent Alkoholgehalt verwenden. Sollte kein Brenner vorhanden sein, nehmen Sie einfach eine kleine Schüssel, eine Tasse oder Ähnliches. Eine solche Konstruktion ist allerdings wegen der fehlenden Vergaservorrichtung ineffizienter.

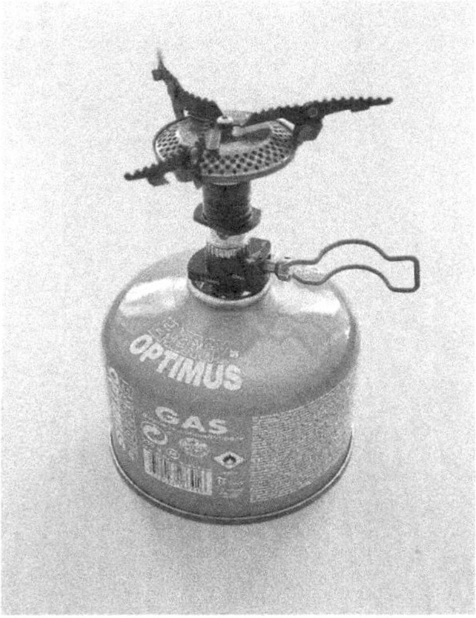

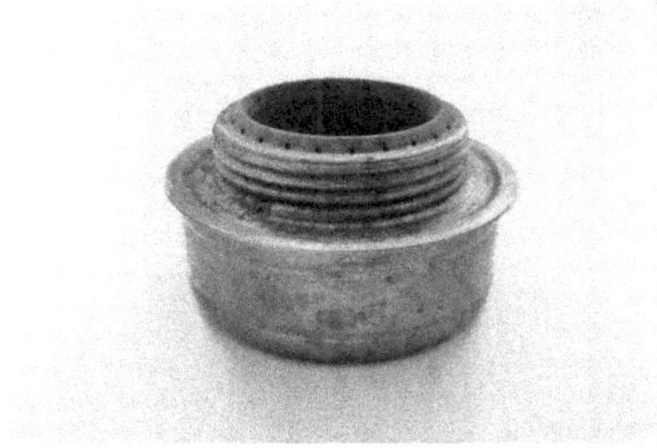

Zu einem Spiritus-Brenner benötigen Sie noch ein separates Kochgestell.

Einfache Gasbrenner werden direkt auf eine Gaskartusche geschraubt.

PETROLEUM / HEIZÖL: Einige Petroleum- und Heizöl-Lampen können Sie mit einem separaten Aufsatz in einen Kocher verwandeln. So haben Sie Licht und eine Kochmöglichkeit in einem. Zusätzlich lassen sich solche Lampen oft als Heizung einsetzen. Allerdings sind sie recht teuer (ab ca. 60 €) und bestehen aus vielen sensiblen Bauteilen, die bei falscher Benutzung kaputtgehen können.

KOHLE / HOLZ: Wenn keine anderen Brennstoffe mehr zu bekommen sind, werden Sie vielleicht noch Kohle, auf jeden Fall aber Holz finden. Mithilfe des heimischen Grills oder eines Hobokochers (ein kleines Gestell, in dem man Holz verbrennen kann, erhältlich ab ca. 30 €) können Sie verhältnismäßig sicher kochen. Aber bitte nur unter freiem Himmel, nicht in Räumen (auch nicht bei geöffnetem Fenster)! Holz kann rauchen und stinken, es rußt stark und das Feuer ist schwer regulierbar.

Unsere Empfehlung ist, mindestens zwei verschiedene Kochmöglichkeiten auf Lager zu haben. Damit verhindern Sie, von nur einem Brennstoff abhängig zu sein. Außerdem können Sie dann ausweichen, wenn ein Kochgerät kaputtgeht. Die beste Wahl mit Blick auf die einfache Bedienbarkeit, die Mobilität und das Preis-Leistungs-Verhältnis ist wahrscheinlich eine Kombination aus Gas- und Spiritus-Kocher. Auf jeden Fall sollte zusätzlich ein Hobo-Brenner im Haushalt sein.

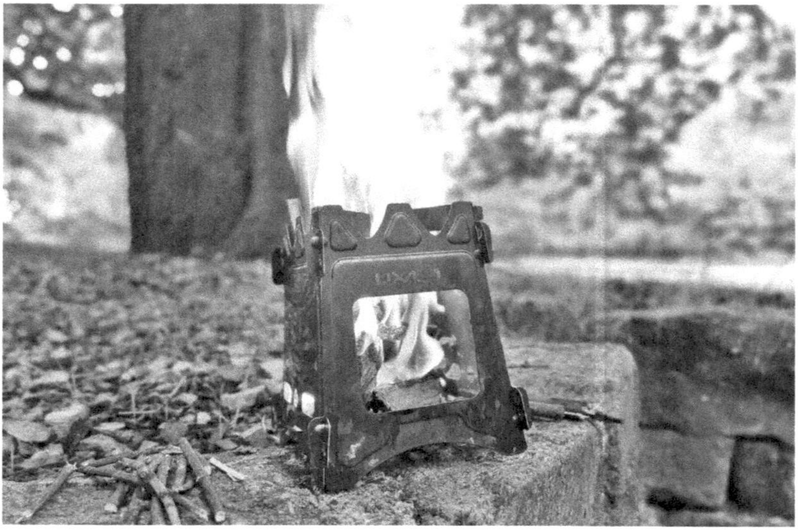

Viele Hobokocher lassen sich auseinandernehmen und Platz sparend transportieren.

Im Handel finden Sie auch sogenannte Mehrstoffbrenner. Diese können Sie sowohl mit Gas als auch mit ölbasierten Brennstoffen (Benzin, Diesel, Petroleum, teilweise auch anderen Ölen) betreiben und sind damit flexibler. Der Nachteil dieser Brenner ist allerdings ihr hoher Preis (ab ca. 150 €).

Der beste Kocher bringt Ihnen aber nichts, wenn Sie ihn nicht entzünden können. Lagern Sie deshalb ruhig mehrere Feuerzeuge und Streichholzschachteln ein. Wenn Sie einen Gasbrenner haben, lohnt sich außerdem ein Piezozünder (ab 10 €), da dieser selbst keinen Brennstoff verbraucht.

	Brennwert[47]	**In geschlossenen Räumen einsetzbar?**
Campinggas (Butan / Propan)	ca. 49 MJ/kg	Ja, bei guter Belüftung
Benzin	ca. 47 MJ/kg	Nur bedingt zu empfehlen, auf gute Belüftung achten
Petroleum & Heizöl	ca. 45 MJ/kg	Ja, bei guter Belüftung
Spiritus & Alkohol	ca. 29 MJ/kg	Ja, bei guter Belüftung
Kohle & Holz	ca. 19 MJ/kg	Nur in einem Ofen mit Abzug

Die wichtigsten Brennmaterialien im Vergleich.

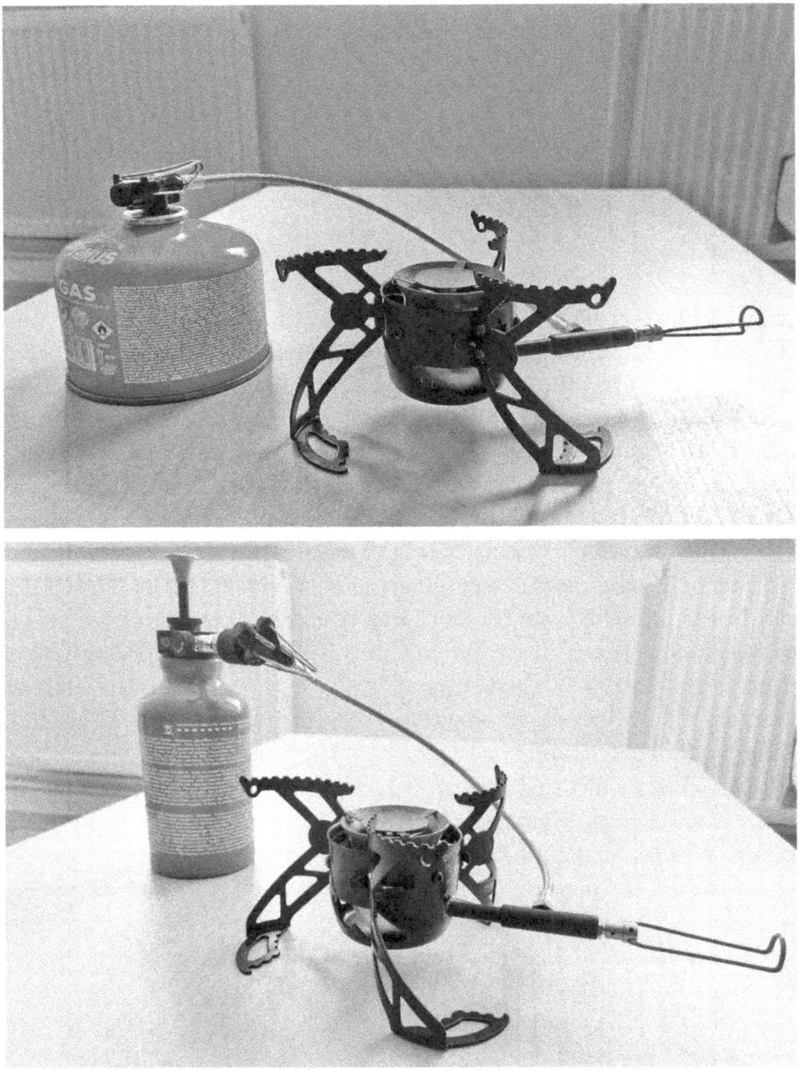

Mehrstoffbrenner lassen sich mit verschiedenen Brennstoffen betreiben.

Grundbedürfnis 3: Wasser

Der richtige Wasservorrat

In einer Krisensituation ist Wasser das wichtigste Verbrauchsgut. Denn ein Mensch überlebt ohne Nahrung mehrere Wochen, ohne Wasser jedoch nur wenige Tage. Dazu kommt, dass ein Ausfall der Wasser- und Abwasserversorgung eines der wahrscheinlichsten Szenarien ist, das Ihnen begegnen kann. Im kleinen Rahmen reichen ein geplatztes Rohr, ein Unfall auf der Baustelle nebenan oder Chemikalien, die aus einer Fabrik oder einem Tanklaster auslaufen. Im größeren Kontext ist die Wasserversorgung abhängig vom Strom und von der Verfügbarkeit von Grund- bzw. Oberflächenwasser – ein Stromausfall, ein Hackerangriff oder langanhaltende Dürren können zu Einschränkungen führen.

Legen Sie sich deshalb einen Plan zurecht, wie Sie für 14 bis 30 Tage pro Person und Tag zwei bis drei Liter Trinkwasser und ein bis zwei Liter Gebrauchswasser bereitstellen können. Diese Zahlen sind auf einen durchschnittlichen Wasserverbrauch ausgelegt. Wenn es sehr heiß ist oder Sie schwer körperlich arbeiten, steigt Ihr Wasserverbrauch auf fünf Liter pro Tag oder mehr.

Jedoch ist es nicht nötig, jederzeit den vollen Vorrat im Haus zu haben – Wasser ist aufwändig zu lagern, nimmt viel Platz ein und hat ein hohes Gewicht. Wir empfehlen daher, einen Trinkwasservorrat für ein bis zwei Wochen einzulagern, die meisten Krisensituationen sind danach bereits deutlich entschärft. Für die Zeit darüber hinaus gibt es Equipment, um Wasser aus der Umgebung schnell trinkbar zu machen (siehe weiter unten).

Tipps zur Lagerung von Wasser

Der einfachste Weg, Trinkwasser lange zu lagern, sind ungeöffnete Flaschen bzw. Kanister aus dem Supermarkt oder Getränkehandel (meist erhalten Sie dort Kanister zwischen 5 und 20 Liter). Wenn Sie diese kühl, lichtgeschützt und ungeöffnet lagern, ist das Mineralwasser darin viele Jahre haltbar. Wählen Sie auf jeden Fall Wasser, das unter kontrollierten Bedingungen abgefüllt wurde, egal ob still oder sprudelnd (kohlensäurehaltiges Wasser bleibt allerdings länger keimfrei). Leitungswasser kann

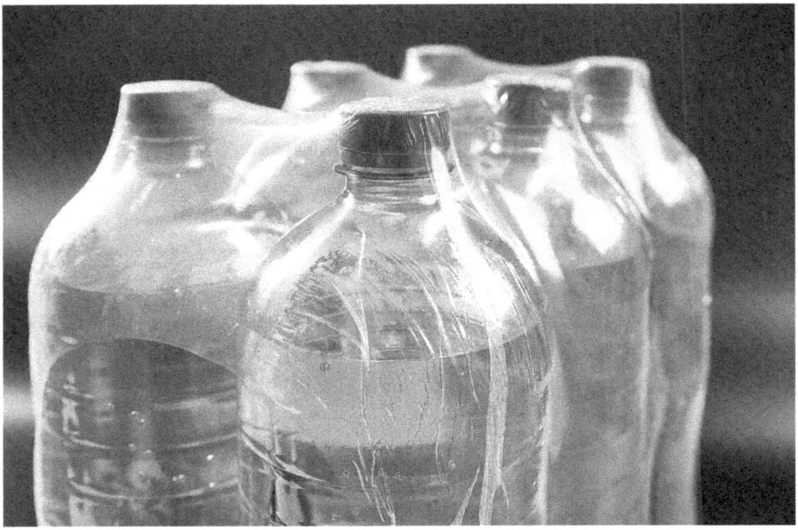

Trinken ist überlebenswichtig. Ein Wasservorrat für mindestens eine Woche sollte daher zu Hause nicht fehlen.

dagegen mit Keimen kontaminiert sein, die sich bei Lagerung vermehren und das Wasser nach einiger Zeit untrinkbar machen. Wenn Sie trotzdem selbst abgefülltes Wasser lagern wollen, kaufen Sie sich am besten lebensmittelechte Kanister aus dem Campingbedarf. Das darin abgefüllte Wasser behandeln Sie mit konservierenden Wasserreinigungstabletten (z.B. micropur), um es für ca. sechs Monate haltbar zu machen.

Trinkwasser gewinnen durch Reinigung

Für den Fall, dass nach dem Aufbrauchen Ihrer Vorräte die Wasserversorgung noch nicht wiederhergestellt ist, sollten Sie über Geräte und Ressourcen verfügen, mit denen Sie untrinkbares Wasser in Trinkwasser verwandeln können. Wasser finden Sie, auch in der Stadt, an vielen Stellen: in Grundwasserpumpen, Seen, Kanälen, Flüssen oder im Gartenteich. Je nach Quelle ist der Grad der Verschmutzung höher oder niedriger – worauf dabei zu achten ist, erfahren Sie im Detail im entsprechenden Kapitel über die »Hard Skills des Überlebens« (→ S. 113ff.). Ähnlich wie bei den Kochmöglichkeiten empfehlen wir Ihnen die Anschaffung von mindestens zwei verschiedenen Systemen, also sowohl eines Filter als auch eines kleinen Vorrats an chemischen Wasserreinigungsmitteln.

MEMBRANFILTER: Die besten Ergebnisse bei der Wasseraufbereitung erzielen Sie mit einem Membranfilter. Dieser gibt über den Prozess der Umkehrosmose reines H_2O aus, entfernt also sämtliche Krankheitserreger, Chemikalienrückstände, radioaktive Schwebeteile und Schwermetalle aus dem Wasser. Sie finden solche Filter im Handel entweder als Modell mit Direktverbindung zum Wasseranschluss für den Einbau unter der Spüle oder als externes Gerät mit Außentank.

Die Nachteile sind: Der Membranfilter ist teuer (ab ca. 400 € für ein brauchbares Modell), stationär und benötigt eine externe Stromversorgung oder vorhandenen Leitungswasserdruck – was in der Krise nicht immer gegeben ist. Zudem steigt der Wasserverbrauch an.

Der Vorteil ist: Der Membranfilter filtert das Wasser nicht einfach, sondern trennt es in zwei ausgehende Wasserströme. Einmal in das reine Wasser, das durch die Membranporen passt, und einmal in das nun höher konzentrierte Restwasser, das in der Regel ins Abwasser geleitet wird. Dadurch entfernt dieser Filter auch Stoffe, die andere Systeme nicht entfernen können, etwa Chemikalienrückstände oder Schwermetalle. Das Beste aber ist: Sie haben von einem Membranfilter jeden Tag ihres Lebens etwas, nicht nur in einer Krise.

Neben den Filtermodellen mit eigener Pumpe, die ans Stromnetz angeschlossen werden, gibt es auch kleinere Versionen für Campingmobile oder Aquarien. Diese arbeiten nur mit dem vorhandenen Wasserdruck. Dadurch sind sie günstiger (ab ca. 100 €), aber auch viel langsamer in ihrer Filterleistung – für ein Glas Wasser braucht es dann mal zehn Minuten oder mehr.

Wichtig: Nachdem Sie einen solchen Filter erstmalig benutzt haben, darf er nicht mehr trocken werden, da sonst die Membran reißen kann.

PORENFILTER: Bei einem Porenfilter (im Handel werden Sie fündig unter dem Suchbegriff »Outdoor-Filter«) wird das Schmutzwasser durch feine Löcher gedrückt, die so klein sind, dass fast alle Schwebstoffe und Krankheitserreger daran hängen bleiben. Manche Modelle haben auch zusätzliche Aktivkohle-Kartuschen, die den Geschmack des Wassers verbessern und Chemikalien herausfiltern. Die hochwertigsten Modelle dieser Art können bis zu 50.000 Liter Wasser filtern, bevor die Filterkartusche gewechselt werden sollte. Beachten Sie beim Kauf eines Porenfilters Folgendes:

- Der Filter sollte eine Pumpvorrichtung haben. Mobile Pumpfilter kommen meist auf eine Leistung von ein bis zwei Litern Wasser pro Minute und können so eine ganze Familie versorgen. Zwar gibt es im Handel auch hochmobile Mini-Wasserfilter. Die funktionieren zwar, aber damit Wasser zu filtern ist deutlich kraft- und zeitaufwändiger. Für mehr als eine Person sind Minifilter daher auf keinen Fall zu empfehlen.
- Die Porengröße sollte 0,2 Mikron nicht übersteigen.
- Suchen Sie nach einem Filter mit wechselbarer Filterkartusche (z. B. Katadyn Pocket oder der Katadyn Combi) und kaufen Sie gleich eine Ersatzkartusche dazu.
- Kaufen Sie auch Ersatzteile für den Filter, wenn diese angeboten werden.
- Aktivkohle-Zusätze haben eine deutlich kürzere Lebensdauer als die Porenfilter selbst. Deshalb werden Sie mehrere solcher Zusätze benötigen.
- Sie benötigen außerdem Haushaltsbleiche (im Drogeriemarkt erhältlich), um den Filter nach Benutzung zu säubern und lagerfähig zu machen. Der Säuberungsvorgang selbst ist von Filter zu Filter unterschiedlich, beachten Sie hier die Gebrauchsanweisung.

Ein weiterer Vorteil eines Porenfilters ist, dass Sie ihn problemlos im Gepäck mitnehmen können und er unabhängig von Elektrizität ist. Die Preise für gute Filter fangen bei ca. 100 € an, die wirklich hochwertigen kosten etwa 300 €. Das erscheint erstmal viel für einen einzigen Gegenstand. Aber der Wasserfilter ist einer der wenigen Ausrüstungsgegenstände, bei denen es sich wirklich lohnt, etwas mehr Geld auszugeben. Wenn Sie den Preis in Relation setzen zu dem eines neuen Fernsehers oder einer Spielkonsole, sieht es auch gar nicht mehr nach so viel aus.

CHLOR: Aus dem Campingbereich bekannt ist die chemische Wasserdesinfektion mit chlorbasierten Tabletten, Flüssigkeiten oder Pulvern. Diese Methode tötet zwar Krankheitserreger ab, entfernt aber keine Schwebstoffe oder Chemikalien aus dem Wasser. Zudem ist sie, auf Menge gerechnet, sehr teuer (ca. 0,20 € bis 0,30 € pro Liter). Dafür sind solche Tabletten winzig und wiegen praktisch nichts, also ideal zum Mitnehmen. Fündig werden Sie im Outdoor- und Campingbedarf unter dem Stichwort Wasserreinigungstabletten.

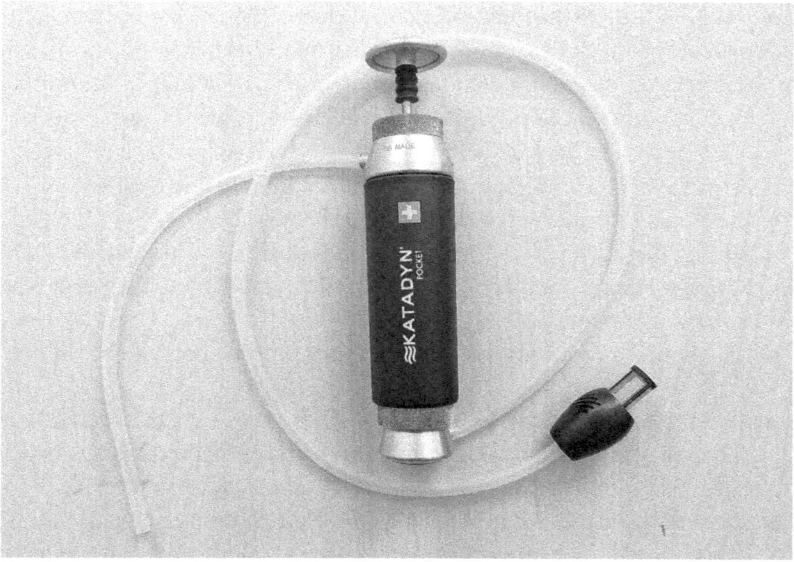

Mit einem mobilen Porenfilter können Sie bis zu zwei Liter Wasser pro Minute reinigen.

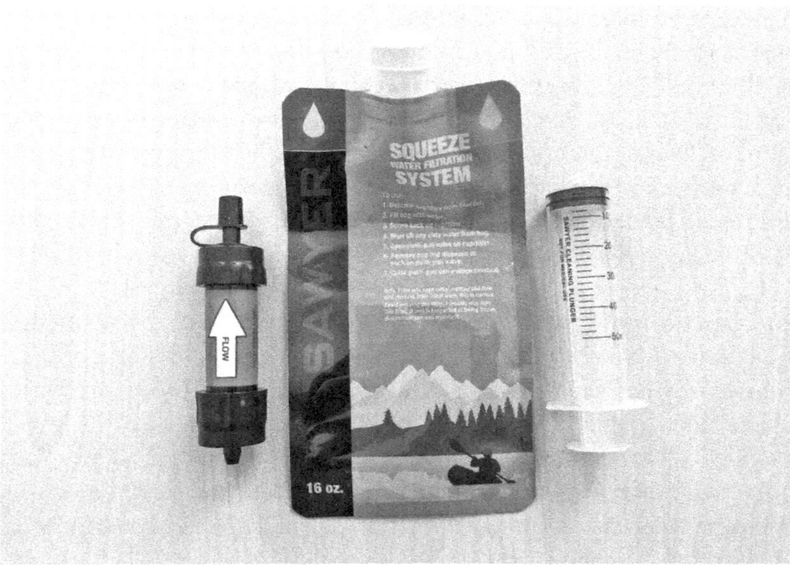

Mini-Wasserfilter (hier mit Wasserbeutel und Reinigungsspritze) sind klein, aber aufwändig in der Handhabung.

SIND KOHLEFILTER SINNVOLL? In vielen Haushalten stehen einfache Wasserfilter wie die der Marke Brita. Diese sind in erster Linie dazu gedacht, das Trinkwasser zu enthärten und durch ein (Aktiv-)Kohle-Element den Geschmack zu verbessern. Solche Kohlefilter haben den Nachteil, dass sie das Wasser nicht auftrennen (wie bei der Umkehrosmose) oder unerwünschte Stoffe an kleinen Löchern zurückhalten (wie bei den Porenfiltern), sondern die potenziell schädlichen Inhaltsstoffe im Filter selbst speichern. Diese können durchbrechen und das Wasser zusätzlich verunreinigen oder auch eine Brutstätte für schädliche Keime sein.[48] Ein weiterer Nachteil bei Kohlefiltern (auch bei Presskohle) ist die im Verhältnis zur Membranpore der Umkehrosmose relative große Porengröße. Viele Stoffe werden also beim Kohlefilter nicht herausgefiltert, sondern wandern einfach durch. Sinnvoll sind Kohlefilter im Kontext der Krisenvorsorge dann, wenn es keine Alternativen gibt. Ebenso können sie als Vorfilter für die anderen genannten Verfahren eingesetzt werden.

UV-LICHT: Eine Alternative zu den bisher genannten Methoden ist die Nutzung von UV-Licht, um Erreger im Wasser abzutöten. Hierfür können Sie sogar spezielle Trinkflaschen mit eingebauter UV-Lampe kaufen, die mit einer Batterie betrieben werden (Stichwort »UV-Filter Wasserflasche«). Aber auch mit einer einfachen Plastikflasche und genug Sonnenlicht ist das möglich.

→ Im Kapitel »Hard Skills des Überlebens« (ab S. 113) finden Sie mehr Information zur Trinkwassergewinnung, auch mit improvisierten Methoden.

Grundbedürfnis 4: Unversehrtheit

Die Apotheken haben zu, das Krankenhaus ist überfüllt und Amazon liefert nicht. Was nun? Wohl dem, der eine gut gefüllte Hausapotheke hat. Doch zum Komplex »Unversehrtheit« gehört nicht nur, dass Sie Wunden verbinden und Kopfschmerzen behandeln können. Auch die Körperhygiene gehört dazu. Und wichtig ist ebenso, sich vor chemischen und biologischen Gefahren schützen zu können. Neben der körperlichen Unversehrtheit müssen Sie in einer Krisenlage zudem auch auf Ihre Psyche Acht geben. Wie Sie sehen, umfasst dieses Grundbedürfnis viele Bereiche, und deshalb ist das folgende Kapitel auch eines der umfangreichsten. Lassen Sie sich davon nicht entmutigen und bauen Sie Ihren Vorrat Schritt für Schritt auf.

Die Hausapotheke

Eine Hausapotheke haben Sie im besten Fall schon da – aber ist auch alles drin, was rein muss? Vergleichen Sie den Inhalt einfach mit unserer Checkliste im Anhang (→ S. 191 f.). Die Medikamente und Teile des Verbandmaterials müssen Sie ab und zu erneuern, wenn sie noch nicht verbraucht wurden. Übrigens: Medikamente werden nach ihrem Ablaufdatum nicht giftig – sie verlieren nur über die Zeit an Wirkung. Wenn nichts Anderes mehr zu bekommen ist, können Sie also gefahrlos auch Medikamente einnehmen, die bereits abgelaufen sind.

Im Kontext der Krisenvorsorge wird häufig diskutiert, ob man neben den üblichen Arzneimitteln auch Antibiotika präventiv einlagern sollte. Antibiotika helfen bei bakteriellen Erkrankungen, z. B. bakteriellen Halsentzündungen, Hautinfektionen, Zahnentzündungen, Magen-Darm-Erkrankungen und vielem mehr. Sie sind in Deutschland grundsätzlich verschreibungspflichtig, man kann sie also (aus gutem Grund) nicht einfach in der Apotheke kaufen. Zwei Dinge sind dabei zu beachten. Erstens, nicht wenige Menschen haben eine Penicillin-Allergie oder Allergien gegen andere antibiotische Medikamente. Zweitens haben Antibiotika ein breites Wirkungsspektrum und werden fallbezogen verschrieben – es gibt nicht DAS Antibiotikum, das gegen alle bakteriellen Erkrankungen hilft. Ein bestimmtes Antibiotikum auf Vermutung einzunehmen, kann also schwer-

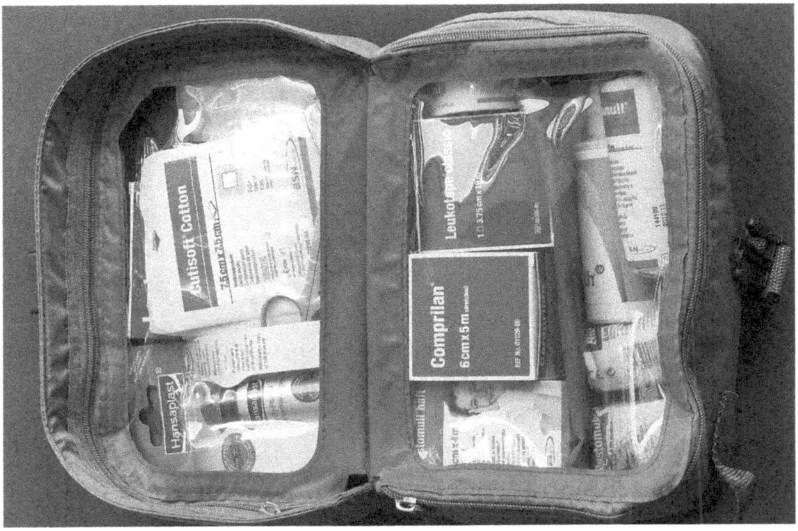

Den Inhalt Ihrer Hausapotheke sollten Sie regelmäßig prüfen.

wiegende Folgen haben. Antibiotika können grundsätzlich zu schweren Unverträglichkeiten führen. Normalerweise nimmt ein Labor eine Keimanalyse vor, die einen oder mehrere Tage dauert, um herauszufinden, welche Bakterien die Erkrankung verursacht haben. Auf Basis des Ergebnisses entscheidet ein Arzt, welches Antibiotikum das richtige ist. Während normaler Zeiten empfehlen wir dringend, diesen Prozess einzuhalten.

In einer Versorgungskrise könnte es aber sein, dass bestimmte Antibiotika nicht mehr vorhanden sind. Wer dann über einen Vorrat verfügt, kann diese im Krankheitsfall mit ärztlichem Rat einnehmen. Wenn Sie Antibiotika vorsorglich einlagern wollen, empfehlen wir, Ihren Hausarzt aufzusuchen und Ihr Vorhaben darzulegen, um das passende Präparat verschrieben zu bekommen. Auch für Auslands- oder Trekkingtouren können Sie so ganz legal an Antibiotika kommen.

Hygieneartikel

Eine regelmäßige Körperhygiene ist umso wichtiger, wenn das zivilisierte Alltagsleben gestört ist. Sie hilft Ihnen dabei, Infektionen und unnötige Krankheiten zu vermeiden, die während einer Krise vielleicht schwer behandelbar sind. Außerdem fühlen Sie sich gut und tun etwas für Ihre geistige Unversehrtheit.

Viele Hygieneartikel und Reinigungsmittel lassen sich übrigens durch einfache Mischungen aus Natron oder Soda ersetzen. Natron ist der gebräuchliche Name für Natriumhydrogencarbonat. Sie finden es auch unter weiteren Namen, vor allem Kaiser Natron, Natriumbicarbonat, Backsoda oder Speisesoda (NICHT zu verwechseln mit Soda!). Ihre Großeltern können Ihnen bestimmt viel über Natron erzählen, denn früher wurde es viel häufiger genutzt als heute. Zu Recht, denn es ist wirklich eine Allzweckwaffe für Küche, Körper und Haushalt. Einige Beispiele, wie Sie Natron in Krisensituationen einsetzen können:

- als Deodorant (einfach Natronpulver unter den Achseln auftragen), ebenso als Fußbad, hilfreich gegen Schweißfüße
- als Geruchsneutralisator (einfach einen offenen Behälter mit Natron in den Raum/das Behältnis stellen)
- als Grundstoff für Zahnpasta (im Internet finden Sie viele Rezepte für Zahnpasta auf Natronbasis)
- als Grundstoff für eine Mundspülung (auch hier finden Sie viele Rezepte im Internet)
- als Haarshampoo, auch zusammen mit Kernseife
- als Allzweck-Reiniger für Oberflächen, als Scheuermilch (mit Zitronensäure und Wasser) sowie als Geschirrspülmittel
- als Zusatz im Kochwasser, um Linsen und Bohnen schneller weich zu machen
- als Medizin gegen Sodbrennen

Natron wird häufig mit Soda verwechselt – da hilft es wenig, dass Natron oft auch als Backsoda bezeichnet wird. Aber Vorsicht: Die beiden sind nicht dasselbe! Während Natron relativ ungefährlich ist, können Sie sich mit Soda bei falscher Anwendung Schaden zufügen. Stellen Sie deshalb immer sicher, dass Sie genau wissen, ob Sie gerade Natron oder Soda vor sich haben. Am besten ziehen Sie sich beim Umgang mit Soda immer Gummihandschuhe an.

Am nützlichsten ist Soda als Reinigungsmittel, daher wird es häufig auch als Waschsoda bezeichnet. Einige Beispiele, wie Sie Soda in Krisensituationen einsetzen können:

- als Waschmittel oder Waschpulver zusammen mit Kernseife (auch hier finden Sie viele Rezepte im Internet) – Achtung, nicht verwenden für Wolle oder Seide!

- als Spülmittel zusammen mit Natron und Zitronensäure (auch hier finden Sie viele Rezepte im Internet)
- zur Desinfektion, z.B. von Kleidung oder Behältnissen, mit heißer bis kochender Soda-Lösung

Etwas problematisch ist allerdings die Lagerung von Natron und Soda, denn Sie müssen beides vor Feuchtigkeit schützen. Je nachdem, wie gut das klappt, ist das Pulver nur ein oder wenige Jahre zu gebrauchen.

Der Toilettengang

Da während eines großflächigen Stromausfalls wahrscheinlich Ihre Toilettenspülung nicht funktioniert, müssen Sie eine Alternative finden. Die einfachste Möglichkeit besteht aus einem Spaten und einem Stück Natur – wenn Sie eine entsprechend ungestörte Stelle in Ihrer näheren Umgebung haben. Das ist aber weder besonders bequem noch praktikabel für viele Personen oder lange Zeiträume.

Für wenig Geld (ab ca. 20 €) können Sie eine Camping-Trockentoilette kaufen. Das ist im Grunde ein sehr stabiler Eimer (es gibt auch faltbare Modelle, die wenig Platz wegnehmen) oder ein Gestell mit bequemer Sitzbrille. Das Geschäft landet im Behälter oder einem kleinen Müllsack. Um unangenehmen Gerüchen gleich einen Riegel vorzuschieben, schütten Sie etwas Sägespäne, Ätzkalk oder Erde darauf.

Impfungen

Viele Krankheiten zählen zu den vermeidbaren Krisen. Vor allem während einer eingeschränkten medizinischen Versorgung, zum Beispiel während einer Pandemie und der damit einhergehenden Belastung des Gesundheitssystems, wollen Sie nicht schwer krank werden. Fragen Sie deshalb Ihren Arzt nach Ihrem Impfstatus und lassen Sie sich, wenn noch nicht geschehen, gegen folgende Krankheiten impfen:

- Tetanus, Diphtherie, Keuchhusten (Dreifachimpfstoff, Auffrischung alle 10 Jahre)
- Masern
- Hepatitis B
- Polio
- Pneumokokken
- Mumps
- Röteln

- Rotaviren
- Haemophilus influenzae Typ b
- Windpocken
- Meningokokken C

Einige Impfungen gehören nicht zum Standard, doch sie ergeben aus Sicht der Krisenvorsorge Sinn: Hepatitis A tritt vor allem durch verschmutztes Trinkwasser auf, also möglicherweise auch während einer längeren Krise in unseren Breiten. FSME ist eine Hirnhautentzündung, die in Deutschland, Österreich und anderen europäischen Ländern durch Zecken übertragen wird. Tollwut gilt in Deutschland als ausgerottet, allerdings nicht bei Fledermäusen. Zudem kann das Virus aus dem Ausland eingeschleppt werden und sich verbreiten, wenn in einer Krise keine Ressourcen zur Bekämpfung verfügbar sind. Eine Tollwutinfektion verläuft fast immer tödlich, wenn Sie nicht innerhalb von 24 Stunden eine sogenannte Postexpositionsprophylaxe vornehmen. Eine vorbeugende Impfung ist stressfreier und außerhalb von Krisenzeiten leicht zu bekommen. Eine Malariaimpfung empfiehlt sich, wenn Sie in ein betroffenes Gebiet reisen.

Psychische Gesundheit

Die größte Gefahr während einer Krise können Panik, Angst und Stress sein. Denn in einem solchen Zustand sind Sie nicht nur anfällig für Blackouts und damit nicht handlungsfähig, sondern dauerhafter Stress schwächt auch Ihr Immunsystem.

Vor allem in einer Quarantäne-Situation kann einem sprichwörtlich die Decke auf den Kopf fallen. Das gilt umso mehr, wenn Kinder im Haus sind, denen der Umgang mit einer solch komplexen Lage naturgemäß noch schwerer fällt. Denken Sie daher daran, Spiele und Ablenkungen vorrätig zu haben: Gesellschaftsspiele, Musik, Computerspiele, Filme und Bücher helfen uns, Langeweile fernzuhalten und in der Krise keinen psychischen Schaden zu nehmen. Wichtig ist natürlich, dass Sie im Fall eines Stromausfalls für die elektronischen Medien auch Batterien, gefüllte Akkus oder eine Powerbank parat haben. Am besten helfen in dieser Situation Solarpanels, die die Powerbank wieder aufladen können.

Schutz vor chemischen, biologischen und atomaren Gefahren

Epidemien, Chemieunfälle, AKW-Unglücke – das sind alles Stichworte, bei denen einem kalt der Schauer über den Rücken läuft. Die Gefahr ist meistens unsichtbar, lautlos, geruchlos und geschmacklos, aber nichtsdestotrotz brandgefährlich. Ohne passende Schutzausrüstung haben Sie in solchen Fällen wenig Chancen, denn es ist schwierig bis unmöglich, das benötigte Equipment zu improvisieren.

Kleine bis mittlere ABC-Krisen treten in einer modernen Gesellschaft ständig auf – da sie aber meistens regional stark begrenzt sind, bekommen wir nur vereinzelt etwas davon mit. Wenn es in Ihrer Umgebung zu einem Unfall mit einem Gefahrguttransporter kommt oder aus einem Chemiewerk giftiger Rauch und Dämpfe austreten, kann etwas Schutzausrüstung den entscheidenden Unterschied machen. ABC-Stoffe können über die Atemwege, das Verdauungssystem oder die Haut in unseren Körper eindringen – an diesen Stellen setzt die Schutzausrüstung an.

Seit der Corona-Pandemie ist das Tragen von Schutzmasken für die meisten von uns nichts Ungewöhnliches mehr. Masken schützen aber nicht nur gegen Viren, sondern sind auch bei chemischen oder atomaren Gefahren sinnvoll. Allerdings ist nicht jedes Modell für jedes Szenario geeignet. Im Folgenden finden Sie eine Übersicht von Maskentypen und ihren Einsatzmöglichkeiten.

OP-Masken werden vor allem von Chirurgen benutzt, elastische Pitta-Masken sind dagegen im asiatischen Raum beliebt. Beide bestehen aus einem dünnen, halbdurchlässigen Material wie z. B. einem Papiervlies oder einem elastischen Kunststoff. Diese Masken haben eine gewisse Schutzwirkung vor Partikeln in der Luft, eigentlich ist ihr Zweck aber genau das Gegenteil: Sie sollen verhindern, dass der Träger Flüssigkeiten aus Nase und Mund auf andere Menschen überträgt oder auf seine eigenen Hände gelangen lässt. Vor Atemgiften oder radioaktiven Partikeln in der Luft werden diese Masken Sie nicht schützen. Wie wir im Jahr 2020 gesehen haben, kann es bei einer biologischen Krise aber hilfreich sein, ein paar dieser Modelle auf Vorrat zu haben.

Einen deutlich besseren Schutz bieten FFP-klassifizierte Halbmasken. Sie liegen fest auf dem Gesicht auf und besitzen einen Filter oder ein Atemventil. Sie werden neben dem medizinischen Bereich vor allem bei Handwerkern eingesetzt. Es gibt Einwegmasken und wiederverwendbare Masken mit wechselbarem Filter. Wichtig beim Kauf ist, auf die angegebene Schutzklasse zu achten. Nur die Typen FFP-2 und FFP-3 schützen Sie vor Bakterien und Viren.

Bei Einwegmasken dieser Art besteht häufig das Problem, dass kleine Zwischenräume zwischen Maske und Gesicht verbleiben, in die theoretisch Keime eindringen können. Das ist besonders dann der Fall, wenn Sie

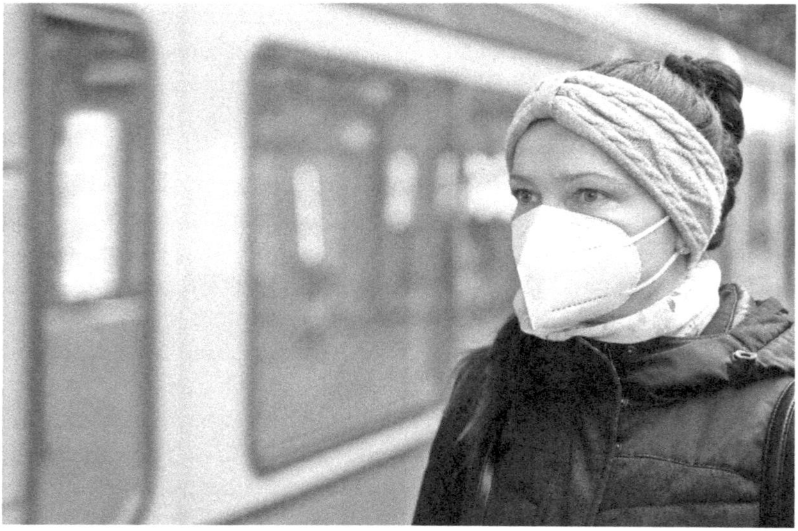

Bei richtiger Anwendung schützen FFP-klassifizierte Halbmasken vor Viren und Bakterien.

einen Bart haben oder sich die Maske nicht vollständig an Ihre Gesichtsform anpassen lässt. In dem Fall ist eine wiederverwendbare Maske mit einer Gesichtsauflage aus Silikon oder Gummi eine gute Wahl, da diese sich besser der Kopfform anpasst und mit mehr Druck anliegt.

Beachten Sie folgende Anwendungshinweise für Einweg-Halbmasken:

- Den eingeknickten Metallstreifen über dem Nasenrücken befestigen.
- Weit über das Kinn ziehen und nicht mit den Händen berühren.
- Maske wechseln, sobald sie feucht wird.
- Maske niemals zweimal benutzen.
- In einem geschlossenen Abfalleimer entsorgen.

Einwegmasken bzw. die Filter von wiederverwendbaren Masken müssen Sie regelmäßig austauschen. Mit jedem Atemzug verstopft der Filter ein bisschen mehr und das Atmen wird schwieriger. Je nach Beschaffenheit der Umgebungsluft kann es sein, dass Sie die Maske bzw. den Filter bereits nach wenigen Stunden wechseln müssen.

Halbmasken sind die beste Wahl für die meisten ABC-Gefahren und dürfen in Ihrem Vorrat nicht fehlen. Wenn Sie auch gegen Gifte in der

Luft, Dämpfe und ähnliche Stoffe geschützt sein wollen, brauchen Sie Filter mit Aktivkohle-Elementen. Darüber hinaus gibt es sogenannte Vollmasken, die auch die Augenpartie schützen.

Aber auch Ihr restlicher Körper muss geschützt werden. Bei einer Epidemie ist das dann ein Muss, wenn Sie direkt mit infizierten Menschen zu tun haben bzw. sich in ihrer Nähe aufhalten. Bei chemischen oder atomaren Gefahren wollen Sie verhindern, dass giftige Stoffe auf Ihre Kleidung oder Haut gelangen. Hierfür gibt es Einweg-Schutzanzüge mit klebestreifen-artigen, luftdichten Verschlüssen. Wichtig hierbei ist, dass der Anzug die Norm EN 14126 erfüllt und damit als Schutz vor Infektionserregern dienen kann. Eine solche Norm gibt es auch für Handschuhe (EN ISO 374-5:2016). Beim Ausziehen ist darauf zu achten, dass Sie nicht in Kontakt mit dem (eventuell kontaminierten) Außenmaterial kommen.

→ Mehr zu den wichtigsten Schutzmaßnahmen in ABC-Szenarien finden Sie im Anhang (ab S. 175).

JODTABLETTEN: Bei einem atomaren Unfall kann radioaktives Jod freigesetzt werden. Nach dem Einatmen kann es sich in Ihrer Schilddrüse festsetzen und über einen längeren Zeitraum Beta-Strahlung direkt im Körper abgeben. Diese Einlagerung findet nicht statt, wenn die Schilddrüse bereits mit stabilem Jod gesättigt ist. Man spricht von einer Jodblockade. Um das zu erreichen, gibt es sogenannte Jodtabletten. Wenn Sie in der Nähe eines Atomkraftwerks wohnen, ist es sinnvoll, eine ausreichende Menge dieser Tabletten für alle Bewohner des Haushalts vorrätig zu haben. In der Apotheke finden Sie zwei Sorten: Solche mit Konzentrationen im Mikrogrammbereich gegen Jodmangel – die sind nicht geeignet, um eine Jodblockade herbeizuführen. Stattdessen brauchen Sie Tabletten wie die sogenannten »Lannacher« mit einer Konzentration von 65 Milligramm Kaliumiodid. Wie viele Tabletten einzunehmen sind, erfahren Sie in der Packungsbeilage oder auf www.jodblockade.de. Entscheidend ist auch der Zeitpunkt der Einnahme: Das Jod muss genug Zeit haben, um sich anzulagern, aber es darf nicht so viel Zeit vergehen, dass der Körper das Jod wieder abgebaut hat. Bei einem entsprechenden Unglück werden Sie über Fernsehen und Radio Informationen darüber erhalten, wann eine Einnahme empfohlen wird. So jedenfalls die Theorie. Im Fall der Fälle müssen Sie die Tabletten nach bestem Wissen und gemäß des Beipackzettels nehmen.

Grundbedürfnis 5: Orientierung

Oft fokussieren Strategien zur Krisenvorsorge sich darauf, dass Sie und Ihre Familie in der eigenen Wohnung oder im Haus bleiben, bis das Schlimmste überstanden ist. Bei vielen Krisenszenarien und in vielen Familienkonstellationen kann das auch die beste Idee sein. Es gibt aber auch Situationen, in denen es besser oder sogar notwendig ist, die Wohnung kurzfristig zu verlassen. Der Extremfall wäre eine Lage wie in Tschernobyl oder Fukushima – dort konnten die Bewohner aus der Umgebung letztlich nie dauerhaft in ihre Häuser und Wohnungen zurückkehren.

Doch es muss nicht immer das Extrem sein. Denken Sie zum Beispiel daran, was passiert, wenn in Ihrer Umgebung eine Weltkriegsbombe gefunden und entschärft werden muss. Oder wenn sich ein großer Waldbrand um Ihr Dorf zu schließen droht. Wenn das Hochwasser kommt. Oder wenn die Situation in der Stadt während eines Stromausfalls nicht mehr zu ertragen ist und Sie zu Verwandten oder Freunden aufs Land ausweichen wollen.

Und selbst wenn Haus oder Wohnung Ihre Ausgangsbasis bleiben, werden Sie sie dennoch zeitweise verlassen müssen. Zum Beispiel, um Wasser zu holen, anderen Menschen zu helfen oder zu Rettungskräften zu gelangen. Sie und alle Familienmitglieder sollten daher in der Lage sein, sich ohne die Hilfe von elektrischen Geräten zu orientieren. Nur wenn Sie Ihre Umgebung genau kennen, können Sie während einer Krise schnell und richtig handeln. Besorgen Sie sich daher eine detaillierte Karte Ihrer Umgebung mit einem Umkreis von zehn bis 20 Kilometern. Wenn Sie gutes Kartenmaterial finden, besorgen Sie sich auch Karten mit besonders großem Maßstab (z. B. 1:10.000) für die umliegenden drei Kilometer. Markieren Sie darauf:

- Wo sind die nächsten Steh- und Fließgewässer?
- Wo befinden sich manuelle Grundwasserpumpen?[49]
- Wo befinden sich medizinische Einrichtungen?
- Wo sind die nächsten polizeilichen und militärischen Einrichtungen, bei denen ggf. Hilfe zu erwarten ist?

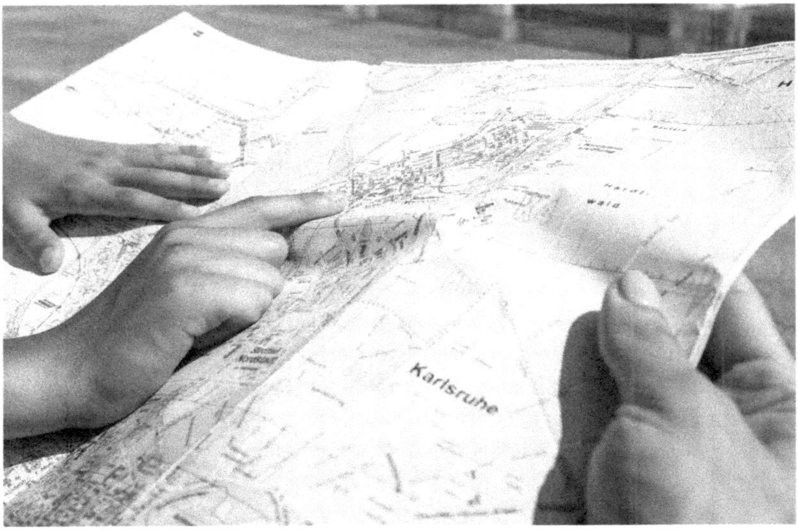

Gutes Kartenmaterial Ihrer näheren Umgebung ist äußerst wichtig.

- Mögliche Treffpunkte mit Familienmitgliedern/Freunden in allen Himmelsrichtungen

Für sehr kurze Krisen kann es auch reichen, wenn Sie Ihr Kartenmaterial digital auf dem Smartphone zur Verfügung haben. Laden Sie die Karten auf jeden Fall vorher herunter, damit Sie sie offline nutzen können.

Für die Orientierung draußen, ob in der Stadt oder auf dem Land, helfen Ihnen neben der Karte einen Marschkompass (ab ca. 30 € bekommen Sie gute Modelle), Bleistifte sowie wasserfestes Notizpapier. Auch eine analoge Uhr sollte dabei sein – mit ihr können Sie zuverlässig die Uhrzeit, aber auch die Himmelsrichtung bestimmen.

→ Mehr zum Umgang mit der Orientierungs-Ausrüstung erfahren Sie im Kapitel »Hard Skills des Überlebens« (ab S. 120).

Grundbedürfnis 6: Rettung

Auch wenn das Stromnetz zusammenbrechen sollte, haben elektronische Kommunikationsmittel weiterhin einen Nutzen. Denn Elektrizität ist verhältnismäßig einfach zu erzeugen und kann zumindest in begrenzten Gebieten schnell wieder zur Verfügung stehen – auch wenn die Steckdose in Ihrem Haus noch tot ist, können Sie so Informationen erhalten oder Signale an Helfer in vielen Kilometern Entfernung senden. Besorgen Sie sich ein Radio, das sich per Kurbel aufladen lässt (ab ca. 30 €). Damit können Sie wichtige Neuigkeiten, z. B. über Sammelpunkte und Rettungsmaßnahmen, in Erfahrung bringen.

Ebenso sollte jedes Familienmitglied ein einfaches Handy zur Verfügung haben, in dem die Nummern der anderen Mitglieder bereits eingespeichert sind. Der Vorteil zum Smartphone liegt in der deutlich längeren Akkulaufzeit, weniger Gewicht, kleineren Ausmaßen und höherer Widerstandsfähigkeit gegenüber Stürzen und Druck. Achten Sie darauf, dass das Handy per USB aufladbar ist, um es in eine Powerbank einstecken zu können. Außerdem ist wichtig, dass sich die SIM-Karte Ihres Smartphones dort einsetzen lässt.

Als Alternative bzw. Ergänzung zum Handy eignen sich Funkgeräte bzw. Walkie-Talkies (ab ca. 60 € für ein Paar). Diese können Sie auch noch benutzen, wenn kein Handynetz mehr zur Verfügung steht. Die Reichweite ist allerdings stark begrenzt – je nach Umgebung und Wetter bringen es die gewöhnlichen PMR-Geräte (Public Mobile Radio) auf einige Kilometer. Ihnen sollte außerdem bewusst sein, dass Gespräche über diese Geräte von jedem mitgehört werden können. Außerhalb von Krisensituationen können Sie die Walkie-Talkies auch für Schatzsuchen und Schnitzeljagden verwenden; insbesondere Kinder werden sich darüber freuen.

Eine sehr simple Art der Kommunikation ist Licht. Besorgen Sie für jedes Familienmitglied eine Taschenlampe, die in verschiedenen Farben leuchten kann oder die farbige Aufsätze enthält. Diese Lampen bieten meistens auch die Möglichkeit zu blinken. So können Sie geräuschlos kommunizieren, wenn Sie nachts das Haus verlassen.

Solange Smartphones und das mobile Internet noch funktionieren, ist eine Warn-App empfehlenswert. Das Bundesamt für Bevölkerungsschutz und Katastrophenhilfe (BBK) stellt für Deutschland die App NINA zur

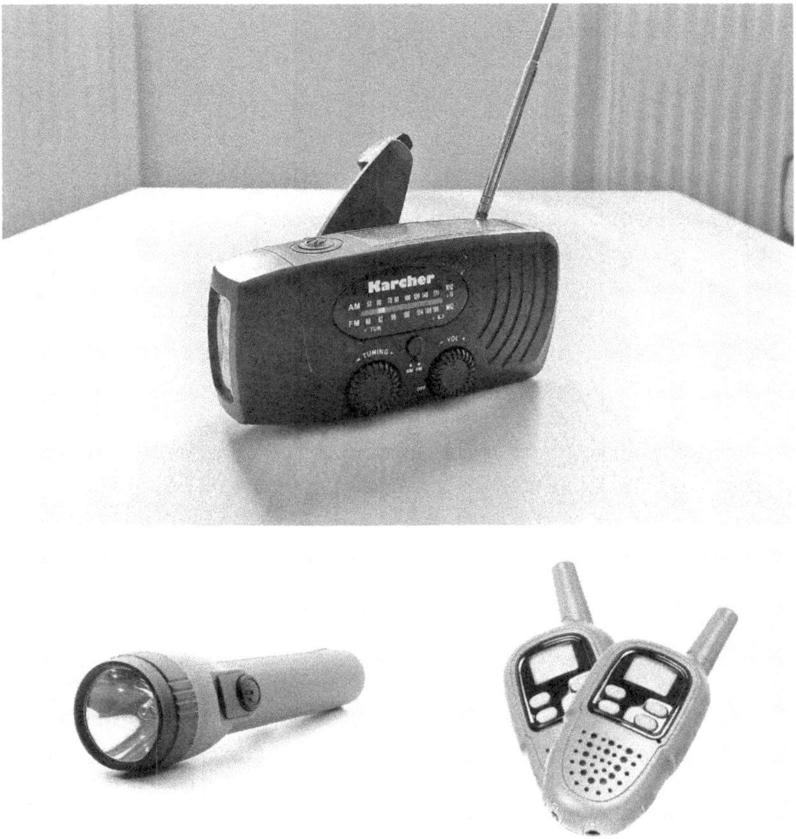

Kommunizieren und sich informieren ohne Strom: Kurbelradio, Taschenlampe, Walkie-Talkie.

Verfügung. Den öffentlich einsehbaren Nutzererfahrungen zufolge gab es leider in der Vergangenheit mehrfach Fälle, in denen NINA keine zeitgerechten Warnungen über Gefahren an Nutzer in der Umgebung verschickt hat. Dennoch kann es nicht schaden, die kostenfreie App installiert zu haben. Weitere Apps, auch für Österreich und die Schweiz, listen wir im Anhang (→ S. 196) auf.

Grundbedürfnis 7: Nahrung

Lebensmittelvorräte einzulagern ist immer eine gute Idee – vor allem, wenn eine ganze Familie mit Kindern in Ihrem Haus oder Ihrer Wohnung lebt. Denn selbst geringfügige Störungen der Infrastruktur, etwa durch einen Stromausfall, können dazu führen, dass Supermärkte nicht mehr öffnen können oder nicht mehr beliefert werden und dass Ihr Kühlschrank nicht mehr funktioniert. Während einer Epidemie sind die Regale in den Läden schnell leer gekauft – eventuell wurde sogar eine Ausgangssperre verhängt. Wenn Sie genug Lebensmittel eingelagert haben, um Ihre Familie insgesamt 14 bis 30 Tage lang zu ernähren, werden Sie in der Lage sein, das Schlimmste zu überstehen.

Dabei geht es während dieser Zeit nicht nur ums »reine Überleben«, sondern auch und vor allem um eine abwechslungsreiche und vollwertige Ernährung. Sollte eine Krise ausbrechen, wollen Sie sich um Nahrung keine Gedanken machen und auch nicht das nächste Abendessen fürchten, weil es zum zwanzigsten Mal in Folge Bohnen oder Getreidebrei gibt. Mit einem abwechslungsreichen Speiseplan bleiben Sie körperlich und geistig auf dem Maximum Ihrer Leistungsfähigkeit. Die wichtigste Regel beim Lebensmittellager lautet deshalb: Lagern Sie nur das ein, was Sie auch außerhalb einer Krise essen würden!

Einen Lebensmittelvorrat anzulegen, stellt Sie aber auch vor Herausforderungen. Vor allem:

- In der Menge kostet es doch ziemlich viel Geld.
- Was, wenn keine Krise kommt? Dann vergammeln die guten Lebensmittel.
- Vielleicht möchten Sie nicht die Zeit aufwenden, um ständig das Verfallsdatum zu prüfen und die verdorbenen Lebensmittel auszusortieren.

Zum Glück gibt es eine einfache Lösung. Wir laden Sie ein, keinen Bestandteil Ihres Vorratslagers als etwas zu betrachten, das »nur für die Krise« ist. Genauso, wie Sie Wasserfilter und Kocher für eine Wandertour oder einen Campingtrip nutzen können, wird Ihnen Ihr Lebensmittelvorrat gute Dienste leisten, wenn der Partner mal wieder vergessen hat, einkaufen zu gehen – oder Ihnen gerade die Zeit dazu fehlt. Das Lager macht Sie also flexibler im Alltag. Zudem sparen Sie Zeit, weil Sie weniger häufig einkaufen gehen müssen.

Mit diesem Gedanken im Hinterkopf teilen Sie Ihr Lebensmittellager in zwei Bereiche:

Bereich 1: Frische Lebensmittel	Bereich 2: Langzeitlebensmittel
Umgang nach dem Rotationsprinzip	Umgang nach dem »Kaufen & vergessen«-Prinzip

Der erste Bereich umfasst alle Lebensmittel, die innerhalb weniger Tage verzehrt werden müssen. Die können Sie nicht lange aufbewahren. Um aber trotzdem einen Vorrat zu haben, nutzen Sie das Rotationsprinzip: Das bedeutet, Sie kaufen einmalig die doppelte oder dreifache Menge ein und haben damit immer einen Grundstock an frischen Lebensmitteln im Kühlschrank, der für einige Wochen ausreicht. Nun verbrauchen Sie das Essen nach und nach, und zwar zuerst den Teil, dessen Verfallsdatum am nächsten ist. Immer, wenn Sie etwas verbraucht haben, kaufen Sie dieselbe Menge nach. Dadurch wird der Vorrat nicht kleiner, bleibt aber frisch. Zu den frischen Zutaten zählt alles, was gekühlt werden muss (z.B. Milchprodukte, Fleisch, Fisch etc.), sowie Gemüse, Obst, Brot und Saft.

Der zweite Bereich sind die Langzeitlebensmittel, also solche, die mehrere Jahre oder sogar Jahrzehnte haltbar sind. Hier gehen Sie nach dem »Kaufen & vergessen«-Prinzip vor: Sie legen das Langzeitlager einmalig an und müssen sich dann nicht regelmäßig darum kümmern, weil die Lebensmittel darin so lange haltbar sind. Lange haltbare Lebensmittel sind zum einen Grundzutaten wie Linsen, Reis, Gewürze, Milchpulver, Essig, Kaffee oder Öl. Aber auch Gemüse, Obst, Fleisch und Fisch können haltbar gemacht werden, meistens in Form von Konserven. Dazu kommen fertige Gerichte in der Dose oder trocken in Tüten.

→ Wie Sie verschiedene Lebensmittel selbst konservieren können, erfahren Sie im Kapitel »Hard Skills des Überlebens« (ab S. 128).

Dosennahrung und getrocknete Lebensmittel unterscheiden sich in ihren Vor- und Nachteilen:

Dosennahrung	Trockennahrung
Hohes Gewicht, schwer zu transportieren	Leicht zu transportieren
Nimmt viel Platz ein	Platzsparend
Günstig	Etwas teurer
Enthält bereits Wasser, notfalls auch kalt essbar	Heißes Wasser zur Zubereitung benötigt

Extrem lange (15 bis 20 Jahre) haltbare Trockennahrung erhalten Sie im spezialisierten Handel, entweder als Krisenvorsorge-Nahrung oder als Trekkingnahrung. Aber auch die Fertiggerichte und Tütensuppen im Supermarkt halten sich viele Jahre, schmecken gut – und sind meist deutlich günstiger als die Spezialnahrung aus dem Fachhandel.

Apropos günstig: Sie brauchen Ihr Lebensmittel-Lager nicht mit einem Mal komplett einzurichten. Achten Sie stattdessen ab sofort verstärkt auf Sonderangebote im Supermarkt, bei denen Sie große Mengen vergünstigt kaufen können. Eine weitere gute Strategie ist es, in Zukunft bei jedem Einkauf eine Sache fürs Lager mit in den Einkaufswagen zu legen.

Der richtige Lebensmittel-Vorrat

Um zu entscheiden, wie viel von jedem Lebensmittel Sie benötigen, gehen Sie von einem durchschnittlichen Kalorienbedarf von 2.500 bis 3.000 kcal pro erwachsener Person und Tag aus. Die folgende Liste können Sie dafür als Grundlage nehmen und je nach Vorlieben und Personenanzahl beliebig erweitern.

Getränke	
Trinkwasser: 2 Liter pro Tag für 7 bis 14 Tage, zusätzlich ca. 1 Liter pro Tag Gebrauchswasser (Auf jeden Fall an Wasserfilter denken.)	21 bis 42 l
Kaffeepulver	500 g
Tee	250 g

Bereich 1: Frische Lebensmittel
Verdoppeln Sie das, was Sie aktuell im Kühlschrank und Küchenschrank haben, also zum Beispiel: Käse, Quark, Milch, Fruchtsaft, Butter, Eier, Frischobst, Frischgemüse, Marmelade.

Bereich 2: Langzeitlebensmittel (für 1 Person und 30 Tage)

Kategorie	Lebensmittel	Menge	Brennwert
Fertig-gerichte	Fertige Mahlzeiten in Dosen à 800 g	12 Stk.	7.200 kcal
	Fertige Trockenmahlzeiten in Packungen à ca. 150 g	12 Stk.	7.200 kcal
	Babynahrung	nach Bedarf	
Einzel-zutaten	Reis	1 kg	3.500 kcal
	Nudeln	2 kg	7.000 kcal
	Dosenbrot	2 kg	3.800 kcal
	Haferflocken	2 kg	7.400 kcal
	Kartoffelpüree als Pulver	2,5 kg	1.625 kcal
	Milchpulver	1,5 kg	6.300 kcal
	Eipulver	1 kg	6.000 kcal
	Corned Beef (Dose)	1 kg	1.400 kcal
	Würstchen (Glas)	1 kg	2.500 kcal
	Gemüse in Konservendosen oder Einmachgläsern	6 kg	1.800 kcal
	Früchte in Konservendosen oder Einmachgläsern	4 kg	2.800 kcal
Sonstiges	Nüsse	1 kg	5.000 kcal
	Honig	500 g	1.500 kcal
	Öl	0,5 l	4.150 kcal
	Schokolade	500 g	2.750 kcal
	hochprozentiger Alkohol (70–95 %)	1 l	
	Gewürze (Salz, Pfeffer, Zucker, weitere Gewürze nach Vorliebe)		
	Vitamintabletten (Dosierung je nach Produkt lt. Verpackung)		

→ Auf dieser Website können Sie die Anzahl der Personen im Haushalt und die gewünschte Vorratsdauer eingeben und erhalten eine Mengenempfehlung: www.ernaehrungsvorsorge.de/private-vorsorge/notvorrat/vorratskalkulator/

Tipps zur Lagerung von Lebensmitteln

Alle Lebensmittel sollten Sie an einem kühlen, trockenen und dunklen Ort lagern. Dies kann beispielsweise eine Speisekammer, der Keller oder ein Dachboden sein. Jeder Lagerort hat Vor- und Nachteile, die insbesondere von Ihrem regionalen Gefährdungspotenzial abhängen: In einer hochwassergefährdeten Gegend wird der Keller häufig überschwemmt, in einer sturmgefährdeten Gegend (vor allem im Gebirge) kann der Dachboden Schaden nehmen. Wählen Sie den Ort aus, der für wahrscheinliche Krisenszenarien in Ihrer Region am wenigsten gefährdet erscheint. Betrachten Sie auch Ihr Auto als möglichen Lagerort für einen kleinen Vorrat an Lebensmitteln und Wasser.

Denken Sie daran, dass Ihr Vorratslager – wenn es sich nicht in Ihren Wohnräumen befindet – verschließbar sein sollte, etwa mit einem Vorhängeschloss. Das Lager sollte zudem stabile und blickdichte Wände haben. Wenn Ihr ausgewählter Lagerort ein Fenster hat, decken Sie es zu, sodass kein Sonnenlicht ins Lager fällt. Besorgen Sie sich Regale und durchsichtige Boxen, um die Lebensmittel bequem einsortieren zu können. Schreiben Sie auf jede Box mit einem Permanent-Marker, was sie beinhaltet und wann sie eingelagert wurde bzw. wann die Lebensmittel ablaufen. Lagern Sie Lebensmittel immer erhöht und niemals direkt auf dem Boden.

Wenn Ihnen nur ein feuchter oder anderweitig ungeschützter Ort als Lager zur Verfügung steht, verstauen Sie alles in luftdichten Kisten oder Fässern.

Tauschmittel

Es wird nicht möglich sein, alles einzulagern, was Sie brauchen. Kommt es zu einer lang andauernden Krise, werden Sie wahrscheinlich Dinge nachkaufen müssen, etwa spezielle Medizin, Batterien oder Lebensmittel für mehr Abwechslung im Speiseplan. Sie können allerdings nicht darauf zählen, dass Sie in einem solchen Szenario genügend Bargeld haben oder die Währung genug wert ist, um damit einkaufen zu gehen. Was auf dem Tauschmarkt jedoch garantiert immer Abnehmer findet, sind besondere Genussmittel und Gebrauchsgegenstände. Lagern Sie sich deshalb auch einige der untenstehenden Dinge ein – nicht primär zum Selbstgebrauch, sondern zum Tauschen. Ein weiterer Vorteil: Wenn Sie nichts tauschen müssen, können Sie die Vorräte selbst verwerten.

Schokolade und andere Süßigkeiten

hochprozentiger Alkohol wie Schnaps, Wodka, Gin, Whisky, Brandy, Rum etc.

extrem hochprozentiger Alkohol (70 – 95 %) zum Verdünnen, als Brennstoff oder für Desinfektion

Wein

Marmelade und Konfitüre

Trockenfrüchte

Gewürze und Kräuter

Heilkräuter

Zigaretten & Tabak

Batterien

Feuerzeuge

Haustiere

Denken Sie beim Vorrat auch an die Bedürfnisse Ihrer Haustiere. Ebenso wie Sie selbst 10 bis 30 Tage versorgt sein wollen, gilt das für Ihre tierischen Mitbewohner. Diese gehören erstens zur Familie, erfüllen aber in Krisenzeiten auch wichtige Funktionen. Haustiere helfen uns, bei guter Laune zu bleiben oder uns beschäftigt zu halten. Sie geben uns etwas, um das wir uns kümmern müssen – besonders für Kinder kann das in einer Krise eine wichtige Aufgabe sein. Und nicht zuletzt können manche Tiere uns vor Gefahren schützen oder uns davor warnen.

Diese Ausrüstung hilft Ihnen außerhalb der Wohnung

Falls die Situation es erfordert, dass Sie Ihre Wohnung oder Ihr Haus verlassen müssen, schadet es Ihnen, wenn Sie erst stundenlang packen müssen und dann wegen mangelnder Vorbereitung auch noch die Hälfte vergessen. Im Fall eines Brandes oder einer Hochwasserkatastrophe werden Sie ohnehin nur wenige Minuten Zeit haben, das Wichtigste zusammenzusuchen. Ihr Gepäck für solche Fälle trägt den Namen Überlebensrucksack, Fluchtrucksack oder Sicherheitsrucksack. Es muss aber gar kein Rucksack sein – eine Sporttasche erfüllt ebenso ihren Zweck (auch wenn sie nicht so bequem zu tragen ist). Entscheidend ist, dass Sie das Gepäckstück fertig oder fast fertig gepackt bereitstehen haben, um im Fall der Fälle innerhalb kürzester Zeit abmarschbereit zu sein.

Dokumentenstick

Bevor Sie Ihren Rucksack packen, brauchen Sie einen, besser zwei USB-Sticks. Darauf speichern Sie Scans Ihrer wichtigen Dokumente ab, damit diese bei einem Wohnungsbrand oder ähnlichen Szenarien nicht verloren gehen. Die folgende Liste dient Ihnen als Orientierung:

- Ausweis & Pass
- Sozialversicherungsausweis
- Geburtsurkunde
- Heiratsurkunde
- Ehevertrag
- Grundbucheintragungen
- Zeugnisse, Qualifikationen, Abschlüsse
- Fahrzeugpapiere
- Versicherungsscheine
- Bausparverträge u. ä.
- Bankkontoinformationen
- Kreditkarteninformationen
- Fotos von Angehörigen
- Fotos Ihres Eigentums
- Patientenverfügung
- Testament

Diese hochpersönlichen Daten sollen nicht versehentlich in anderer Leute Hände fallen. Deshalb empfehlen wir, den Stick zu verschlüsseln. Dafür gibt es zuverlässige und frei erhältliche Software wie VeraCrypt. Auf Youtube finden Sie Anleitungen zur genauen Anwendung.

Notgepäck & Überlebensrucksack

Stellen Sie sich vor, Sie wachen auf, öffnen das Fenster und schnuppern die frische Morgenluft. Ihnen fällt ein leichter Brandgeruch auf – vielleicht verbrennt der Nachbar seinen Grünschnitt? Nichts Schlimmes ahnend, setzen Sie sich an den Frühstückstisch und lassen es sich schmecken. Plötzlich klingelt es an der Tür. Sie öffnen und sehen dort einen Polizeibeamten stehen. Dieser bittet Sie, wichtige Papiere und eventuell Medikamente zu greifen und innerhalb weniger Minuten Ihr Haus zu verlassen. Das ganze Dorf wird evakuiert.

So erging es im Sommer 2018 rund 600 Menschen im Land Brandenburg, als ein großer Waldbrand sich um ihre Dörfer zu schließen drohte.[50] Und so kann es jedem passieren, ob auf dem Land oder in der Stadt: Brände, Bombenfunde, einsturzgefährdete Häuser, Hochwasser und andere Katastrophen. In solchen Fällen haben Sie vielleicht nur wenige Minuten, um der Gefahr zu entkommen. Unterwegs haben Sie dann nur das dabei, was Sie innerhalb dieser Zeit zusammenpacken konnten.

Ihr Notgepäck ist praktisch gesehen die gleiche Ausrüstung, die Sie für die Wohnung besorgt haben, aber mobil. Sie wollen auch unterwegs alle sieben Grundbedürfnisse des Überlebens abdecken: Unterkunft & Witterungsschutz, Feuer, Wasser, Unversehrtheit, Orientierung, Rettung, Nahrung.

WAS KÖNNTEN SIE INNERHALB VON 3 MINUTEN PACKEN?

Das wahrscheinlichste Einsatzszenario für einen solchen Rucksack ist, dass Sie Ihre Wohnung oder Ihr Haus für eine kurze Zeit verlassen müssen, um woanders unterzukommen. Vielleicht bei Freunden, vielleicht in einer Notunterkunft, vielleicht sogar draußen in der Stadt oder Natur. Andere gehen weiter und packen gleich einen sogenannten INCH-Bag (»I'm never coming home«), der dafür gemacht ist, dass sie mehrere Wochen autark sind und vielleicht nie mehr nach Hause zurückkehren. Ein solcher Rucksack ist naturgemäß viel größer und schwerer und enthält mehr Ausrüstung sowie Nahrungsmittel. Wie weit Sie mit Ihrem eigenen Überlebensrucksack gehen möchten, entscheiden Sie letztlich selbst. Wir stellen Ihnen deshalb drei aufeinander aufbauende Konzepte vor:

Stufe 1: *Mini-Notgepäck (1 bis 3 Tage)*
Rucksackvolumen ca. 25 bis 30 Liter
Stufe 2: *Überlebensrucksack (3 bis 7 Tage)*
Rucksackvolumen ca. 50 bis 60 Liter
Stufe 3: *Selbstversorger-Rucksack / INCH-Bag (mehr als 7 Tage)*
Rucksackvolumen ca. 90 bis 120 Liter

Sicherlich ist es auch abhängig von der konkreten Bedrohungslage, welche Variante Sie wählen. Beispielsweise ist es denkbar, in ruhigen Zeiten ein Mini-Notgepäck anzulegen und dieses später zu erweitern, wenn Sie der Meinung sind, dass die Lage es erfordert.

→ Auf www.survicamp.de/buch finden Sie Tipps zur Auswahl des richtigen Rucksacks.

Bitte beachten Sie die folgenden drei Prinzipien für alle vorgestellten Notgepäck-Varianten:

ALLES MUSS WASSERFEST SEIN. Regen und Nässe sind in der Krise Ihr Gegner. Sie brauchen sowohl einen regenfesten Überzug für Ihren Rucksack, als auch eine wasserdichte Verpackung für alle Ausrüstungsgegenstände, die nicht nass werden dürfen (das sind fast alle). Wenn Ihr Gepäck in ein Gewässer oder eine tiefe Pfütze fällt, sollte Sie das nicht stören müssen.

SO WENIGE EINZELTEILE WIE MÖGLICH. Anders gesagt: Wenn Sie Ihr vollgepacktes Gepäckstück aufmachen, umdrehen und alles auf den Boden fallen lassen, sollte es möglich sein, alles wieder innerhalb weniger Sekunden zurückzupacken. Verpacken Sie Ihre Ausrüstung deshalb immer in Taschen oder Säcken innerhalb des Rucksacks. Dadurch wissen Sie, wo alles zu finden ist, sparen Zeit und schützen die Ausrüstung zusätzlich. Wenn Sie das erste Prinzip beherzigen und alles in Trockensäcke oder ähnliches wasserdichtes Equipment verpackt haben, haben Sie dieses Prinzip bereits umgesetzt.

ES GIBT ZWEI DINGE, DIE SIE IMMER AM KÖRPER TRAGEN. In den Packlisten finden Sie in jeder Gepäck-Variante das Survival-Kit und Bargeld. Beides tragen Sie nicht im Rucksack, sondern immer an Ihrem Körper – zum Beispiel in einer Bein- oder Bauchtasche. Beides soll Ihnen helfen, wenn Sie Ihr Gepäck verloren haben.

Stufe 1: Mini-Notgepäck

Dieses Gepäck sollte jeder im Haushalt mindestens dahaben. Es deckt Ihre wichtigsten Grundbedürfnisse ab und wird Ihnen z.B. in einer Notunterkunft gute Dienste leisten. Dieses Gepäck wird im Laufe Ihres Lebens mit hoher Wahrscheinlichkeit zum Einsatz kommen.

→ Es empfiehlt sich, das Gepäck mit Funktionskleidung und knöchelhohen Wanderschuhen zu ergänzen. Worauf beim Kauf zu achten ist, erfahren Sie weiter unten im Kapitel »Hard Skills des Überlebens« (ab S. 99).

Versorgungsdauer:	1 bis 3 Tage
Szenarien:	Evakuierung, Brand, Wohnung/Haus unbewohnbar
Gewicht:	ca. 6 bis 7 kg
Anschaffungskosten:	550 bis 700 €, wenn noch gar nichts vorhanden ist

Gegenstand	Menge	Kommentar	Kosten ca.
Rucksack / Tasche	1	ca. 25–30 Liter Fassungsvermögen	30–50 €
Mini-Packtasche	1	für Kleinzeug, im Trockensack verpacken	10–20 €
Hygiene-Tasche	1	wasserfest, für persönlichen Hygienebedarf	10 €
Trockensack	1–2	5–10 Liter Fassungsvermögen	15–30 €
Rucksack-Regenschutz	1	gedeckte Farbe	10 €
Taschenmesser	1	arretierbares Klappmesser, in Mini-Packtasche verpacken	30–50 €
Vorhängeschloss	1	zum Sichern des Gepäcks, in Mini-Packtasche verpacken	5 €
Dokumentenkopien	1	Personalausweis, Führerschein, Krankenkassen-Karte	–
Geld	300 €	in kleinen Scheinen, nach Möglichkeit am Körper tragen	
SURVIVAL-KIT (WIRD AM KÖRPER GETRAGEN, NICHT IM RUCKSACK!)			
wasserfeste Box	1	groß genug, damit alles Genannte reinpasst	10 €
Einweg-Rettungsdecke	1		1 €
Feuerzeug	1	Jetflame-Sturmfeuerzeug mit Piezo-Zündung	10–15 €

Zunder	1	z. B. Wattepads mit Wachs	1 €
Mini-Kompass	1		1 €
Mini-Messer	1	arretierbares Klappmesser, Klingenlänge ca. 4 cm	10 €
Dokumentenstick	1	USB-Stick mit allen Dokumenten & Fotos	10 €
Geld	200 €	in kleinen Scheinen	
Familienfotos	–		–
Kreditkarten-Multitool	1	Multifunktionswerkzeug im Kreditkartenformat	5 €
Pflaster	4		1 €
Wasserreinigungs-tabletten	8	für 8 l Wasser	2,50 €
GRUNDBEDÜRFNIS WITTERUNGSSCHUTZ			
Poncho	1	groß genug, dass der Rucksack drunter passt	20 – 40 €
wasserdichter Hosenüberzug	1		20 – 40 €
Rettungsdecke	1	wiederverwendbar, mit Ösen	30 – 50 €
Fleecedecke	1	ca. 180 x 120 cm, im Trockensack verpacken	15 €
Heringe	4	in Mini-Packtasche verpacken, so groß, dass sie durch die Ösen der Rettungsdecke passen.	5 €
Spanngummi mit Haken	2 – 4	mind. 70 cm lang, in Mini-Packtasche verpacken	10 €
Paracord	10 m	dünnes Nylonseil, Durchmesser 4 mm	5 €
Mini-Spanngurte	2	Länge 40 – 80 cm	5 €
GRUNDBEDÜRFNIS WASSER			
Wasserflasche(n)		2 – 4 Liter, je nach Platz	5 €
Mini-Wasserfilter	1	in Mini-Packtasche verpacken	30 €
GRUNDBEDÜRFNIS UNVERSEHRTHEIT			
Kartenspiel	1	zur Beschäftigung	2 €
ERSTE-HILFE SET (IM TROCKENSACK VERPACKEN)			
Outdoor-Erste-Hilfe-Set	1	aus dem Outdoor-Bedarf (enthält typisches Material wie Wundauflagen, Verbandpäckchen, Mullbinden, Handschuhe, Pflaster, Einweg-Rettungsdecke)	15 €

gute Kleiderschere	1	um die wahrscheinlich unbrauchbare Schere aus dem gekauften Set zu ersetzen	15 €
Blasenpflaster	5		5 €
Wunddesinfektion	50 ml	Octenisept	7 €
selbsthaftende Fixierbinde	1		3 €
Sekundenkleber	1 g		1 €
Splitterpinzette	1		6 €
Kondome	3	elastische, wasser- und keimundurchlässige Hülle	1 €
Zeckenhaken	2	verschiedene Größen	4 €
Atemschutzmaske	1	Schutzklasse FFP-3	4 €
MEDIKAMENTE (IM TROCKENSACK VERPACKEN)			
Schmerztabletten	10 Tabl.	zum Beispiel: Aspirin, Paracetamol, Neuralgin, Tramal	2 €
Durchfallmittel	20 Tabl.	zum Beispiel: Loperamid, Imodium akut	6 €
Mittel gegen Übelkeit	10 Tabl.	zum Beispiel: Vomacur	2 €
Mittel gegen Entzündungen	10 Tabl.	zum Beispiel: Ibuprofen	1 €
Zinksalbe	50 ml	gegen Entzündungen & Splitter	4 €
Wollwachscreme	25 ml	für aufgeriebene Hautstellen	2 €
Kochsalzlösung	5 Amp.	Ampullen für die Augen, z. B. Bepanthen	8 €
Kohlecompretten	30 Tabl.	gegen Vergiftungen & Durchfall	2 €
ggf. Antibiotikum	20 Tabl.	gemäß Verschreibung / ärztlicher Empfehlung	
HYGIENE & SCHLAF			
Hygienetasche	1	Zahnbürste, Zahnpasta, Deo, Hautcreme, Seife	10 €
Mikrofaser-Handtuch	1	im Trockensack verpacken	10 €
Feuchttücher	1 Pckg.	zum Waschen	2 €
Toilettenpapier	1/2 Rolle	inneren Karton herausnehmen, dadurch kann die Rolle zusammengedrückt werden, in Mini-Packtasche verpacken	1 €
Taschentücher	1 Pckg.	in Mini-Packtasche verpacken	0,50 €
Unterhose	1	im Trockensack verpacken	6 €

Müllbeutel	20	10 Liter, in Mini-Packtasche verpacken	5 €
Schlafmaske	1	für guten Schlaf auch bei Licht, in Mini-Packtasche verpacken	5 €
Ohrstöpsel	2 Paar	Kunststoff oder Wachs, in Mini-Packtasche verpacken	5 €
GRUNDBEDÜRFNIS ORIENTIERUNG			
Karte der Umgebung	1	Maßstab 1:30.000-1:35.000, im Trockensack verpacken	10 €
Marschkompass	1	in Mini-Packtasche verpacken	30 €
Armbanduhr	1	am besten mit Zeigern zur Bestimmung der Himmelsrichtungen	5 €
GRUNDBEDÜRFNIS RETTUNG			
Notizblock	1	Wasserfestes Papier	1 €
Bleistift	1	in Mini-Packtasche verpacken	1 €
Powerbank	1	für mind. 2 volle Smartphone-Aufladungen, in Mini-Packtasche verpacken	20 €
Ladekabel	1	kompatibel mit Smartphone & Taschenlampe, in Mini-Packtasche verpacken	3 €
USB-Steckdosen-Adapter	1	in Mini-Packtasche verpacken	2 €
Taschenlampe / Kopflampe	1	per USB aufladbar, in Mini-Packtasche verpacken	20 €
GRUNDBEDÜRFNIS NAHRUNG			
Müsliriegel	6	im Trockensack verpacken	6 €
Nüsse / Studentenfutter	2 Pckg.	im Trockensack verpacken	10 €
Schüssel	1	zusammenfaltbar, für sonstiges Essen	5 €
Göffel	1	Kombination aus Gabel, Löffel und ggf. anderen Werkzeugen, aus Kunststoff oder Metall, in Mini-Packtasche verpacken	3 €
Gewürze	1	Salz, Pfeffer, ggf. weitere, in geringer Menge, um fade Notverpflegung aufzuwerten	3 €

→ Unter www.survicamp.de/buch finden Sie unsere Empfehlungen bestimmter Marken und Modelle von vielen Ausrüstungsgegenständen.

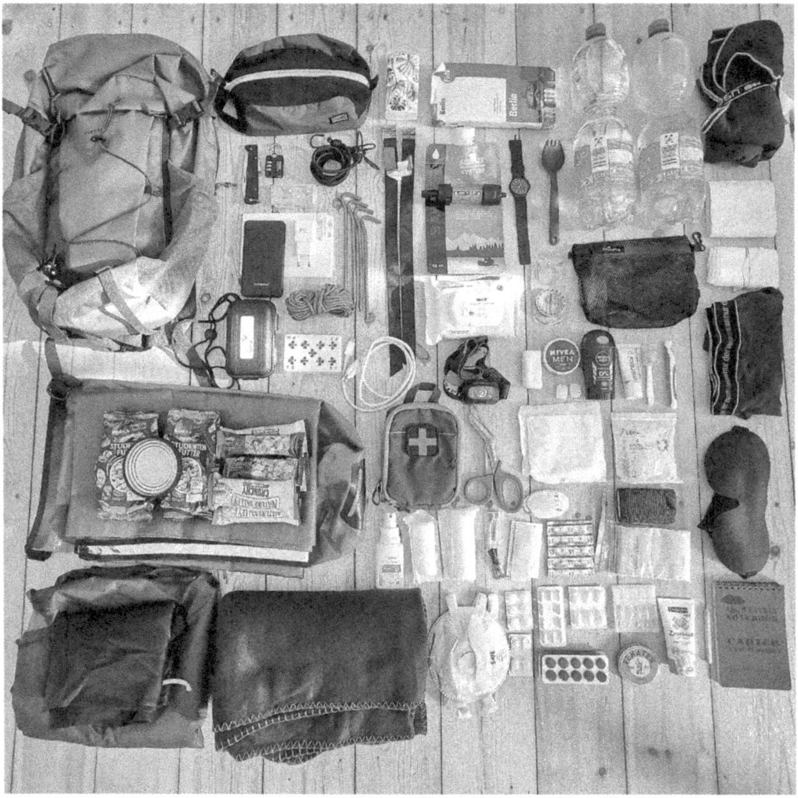

Mit einem Mini-Notgepäck sind Sie unterwegs für ein bis drei Tage gut versorgt.

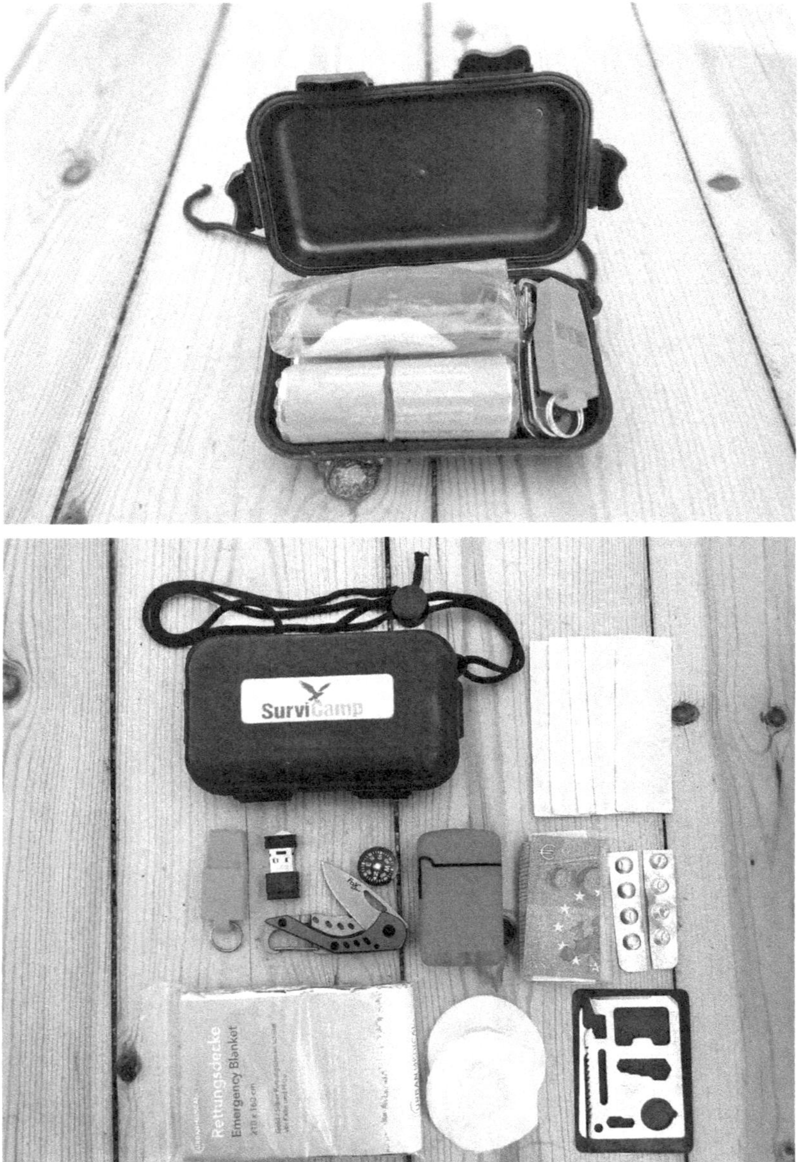

Ein Survival-Kit für unterwegs – hier mit Heftpflastern, Trillerpfeife, Dokumentenstick, Mini-Messer, Mini-Kompass, Feuerzeug, Bargeld, Wasserreinigungstabletten, Rettungsdecke, Wattepads und Kreditkarten-Multitool.

Stufe 2: Überlebensrucksack

Der »klassische« Überlebensrucksack ergänzt das Mini-Notgepäck um Nahrungsmittel, Kochutensilien, Arbeitswerkzeuge, Kleidung, Isomatte, Schlafsack und weitere Dinge, mit denen Sie Ihre Grundbedürfnisse auch über einen längeren Zeitraum erfüllen können. Wir gehen hier immer noch davon aus, dass Sie nicht komplett autark in der Wildnis verharren müssen, sondern sich in einer urbanen Umgebung aufhalten. Diese Variante empfehlen wir vor allem dann, wenn Sie in einem gefährdeten Gebiet leben, das zum Beispiel regelmäßig von Naturkatastrophen heimgesucht wird.

→ Es ist sinnvoll, das Gepäck mit Funktionskleidung und knöchelhohen Wanderschuhen zu ergänzen. Worauf beim Kauf zu achten ist, erfahren Sie im Kapitel »Hard Skills des Überlebens« (ab S. 99).

Versorgungsdauer: 3 bis 7 Tage
Szenarien: Naturkatastrophe, Stromausfall, ABC-Situation
Gewicht: ca. 12 bis 15 kg
Anschaffungskosten: ca. 1.190 bis 1.720 €, wenn noch gar nichts vorhanden ist

Gegenstand	Menge	Kommentar	Kosten ca.
Alles aus Variante 1		abzgl. des Rucksacks & Wasserfilters	480 €
Rucksack	1	ca. 50 – 60 Liter Fassungsvermögen	60 – 100 €
Weitere Trockensäcke	2	5 und 10 Liter Fassungsvermögen	15 – 30 €
Weitere Mini-Packtasche	1		10 – 20 €
Rucksack-Regenschutz	1	gedeckte Farbe	15 €
Arbeitsmesser	1	zum Arbeiten, Kochen, Schneiden, Hebeln etc., feststehende Klinge, Vollerl (d. h., das Metall der Klinge geht durch den gesamten Griff hindurch, dadurch viel stabiler)	70 – 150 €
Multitool mit Zange & Säge	1	in Mini-Packtasche verpacken	30 – 50 €

GRUNDBEDÜRFNIS WITTERUNGSSCHUTZ			
Set Wechselkleidung	1	1 weitere Unterhose, 2 Paar Socken, 1 T-Shirt, im Trockensack verpacken	30 €
Wander-Sandalen	1 Paar	als gut durchlüftete Alternative zu den festen Wanderschuhen	50 €
Set Kälteschutz	1	Thermo-Unterhose, Thermo-Unterhemd, Handschuhe, Mütze, Halsschlauch, im Trockensack verpacken	50 €
leichter Schlafsack	1	Komforttemperatur 10 °C, im Trockensack verpacken, zusammen mit Fleecedecke und Rettungsdecke verwenden	40 €
Isomatte	1	Evazote-Hartschaum oder aufblasbar, bei aufblasbarer Matte auch Reparaturkit einstecken!	60 – 120 €
Tarp mit Ösen	1	wasserfeste Mehrzweckplane aus leichtem Material (zum Zeltbau und als Witterungsschutz) 2 x 3 Meter	20 €
Paracord	20 m	dünnes Nylonseil, Durchm. 4 mm	10 €
Karabinerhaken	2	aus dem Klettersport, Bruchlast 25 KN, in Mini-Packtasche verpacken oder außen am Rucksack anklemmen	15 €
Draht	2 m	1 mm Stärke, in Mini-Packtasche verpacken	3 €
Kabelbinder	10	Länge ca. 25 cm, in Mini-Packtasche verpacken	1 €
Panzertape	2 m	auf alter Krankenkassen-Karte aufrollen, in Mini-Packtasche verpacken	1 €
Arbeitshandschuhe	1 Paar	in Mini-Packtasche verpacken	15 €
Sitzunterlage	1	aus Schaumstoff	2 €
GRUNDBEDÜRFNIS FEUER			
Feuer-Box (im Trockensack verpacken)			
wasserfeste Box	1	so groß, dass alles reinpasst	10 €
weiteres Feuerzeug	1	Jetflame-Sturmfeuerzeug mit Piezo-Zündung	10 – 15 €
Feuerstahl	1	wasser- & stoßfestes Backup zum Feuerzeug, ggf. mit Magnesium-Block	10 – 15 €

Zunder	10	z. B. Wattepads mit Wachs	2 €
Brenner	1	Gas oder Spiritus, im Trockensack verpacken	12–40 €
Brennstoff	1	Gaskartusche 220 g oder Spiritus 1 Liter	5 €
GRUNDBEDÜRFNIS WASSER			
Wasserfilter mit Pumpe	1	in Mini-Packtasche verpacken	90–300 €
große Wasserflasche	1	1–2 Liter, mit weitem Hals	10 €
GRUNDBEDÜRFNIS UNVERSEHRTHEIT			
weitere Verbandpäckchen	2		2 €
weitere Wundauflagen	2		2 €
Israeli-Bandage	1	einhändig bedienbarer Wund- und Druckverband, zusätzlich im Erste-Hilfe-Set	10–15 €
Spritze	1	5 ml, ohne Nadel, zum Abmessen von Dosierungen und zum Ausspülen von Wunden	1 €
Spatel	3	zum Schienen von Fingern	1 €
weitere Atemschutzmasken	2	Schutzklasse FFP-3	8 €
Reisewaschmittel	30 ml	In Mini-Packtasche verpacken	5 €
GRUNDBEDÜRFNIS RETTUNG			
Kurbelradio		Im Trockensack verpacken	30 €
GRUNDBEDÜRFNIS NAHRUNG			
Fertiggerichte	3–10	Trocken-Fertiggerichte aus dem Outdoor-Bedarf oder Supermarkt	10–30 €
Weitere Müsliriegel & Nüsse		oder andere hochkalorische Nahrung, ca. 1–2 kg	20 €
Schokolade	250 g		3 €
Tee / Instant-Kaffee		in Mini-Packtasche verpacken, Menge nach Belieben	7 €
Traubenzucker		in Mini-Packtasche verpacken, Menge nach Belieben	1 €
Mikronährstoffe	für 3–10 Tage	z. B. aus der Drogerie, Vitamine C, B-Komplex, D, K, E, A, Kalzium, Zink, Magnesium, in Mini-Packtasche verpacken	3–10 €

Metalltopf mit Henkel/ Griff	1	ca. 1 Liter Fassungsvermögen	10 €
Metalltasse mit Henkel	1		10 €
Küchenschwamm	1	in Mini-Packtasche verpacken	1 €
Stahlwolle	1	in Mini-Packtasche verpacken zum Säubern des Topfes alternativ als Zunder oder zum Kurzschließen von Batterien	1 €

→ Unter www.survicamp.de/buch finden Sie unsere Empfehlungen bestimmter Marken und Modelle von vielen Ausrüstungsgegenständen.

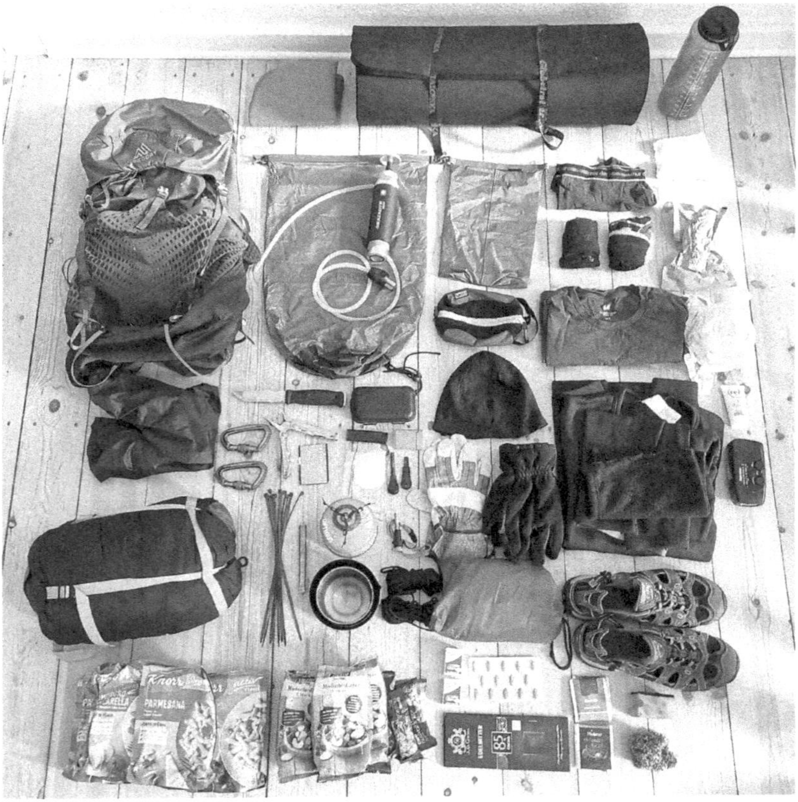

Ein Überlebensrucksack enthält Vorräte und Ausrüstung für bis zu sieben Tage.

Stufe 3: Selbstversorger-Rucksack

Ein sogenannter INCH-Bag macht Sie für eine gewisse Zeit völlig unabhängig von bestehenden Infrastrukturen. Die Ausrüstung darin kostet viel Geld und sie richtig anzuwenden erfordert ein gewisses Know-how sowie eine Survival-Ausbildung. Die Wahrscheinlichkeit, dass Sie diese Variante benötigen, ist in Deutschland zurzeit gering. An anderen Orten oder zu anderen Zeiten mag sich das aber ändern.

Versorgungsdauer:	7 bis 30 Tage
Szenarien:	Gesellschaftlicher Kollaps, Krieg
Gewicht:	ca. 30 bis 40 kg
Anschaffungskosten:	ca. 1.800 bis 3.000 €, wenn noch gar nichts vorhanden ist

Der INCH-Bag ist wahrscheinlich nicht das, was Sie als erstes packen werden, wenn Sie neu im Thema Krisenvorsorge sind. Damit hier für andere wichtige Inhalte mehr Platz ist, haben wir die Packliste für diese Ausrüstungs-Variante daher auf unserer Website exklusiv für alle Leser dieses Buches zur Verfügung gestellt.

→ Unter www.survicamp.de/packliste (Passwort eingeben: BUCH21) können Sie die Liste für den INCH-Bag bei Interesse herunterladen.

Gepäck für Babys, Kinder & Senioren

Wenn in Ihrem Haushalt besonders schutzbedürftige Personengruppen leben, müssen Sie die Packordnung etwas anpassen. Die Ausrüstung und Nahrung, die Sie brauchen, um Ihr Baby zu versorgen, teilen Sie sich am besten auf die beiden Rucksäcke der Eltern auf. Eventuell brauchen Sie dann etwas größere Rucksäcke und natürlich eine bequeme Transportmöglichkeit für das Baby selbst.

Sobald Kinder stabil und lange laufen können, können sie selbst kleine Rucksäcke tragen. Natürlich dürfen diese nicht so viel wiegen wie die der Erwachsenen und beinhalten nur ein paar ausgewählte Gegenstände – den Rest tragen die Eltern. Ein solcher Kinderrucksack hat einen wichtigen psychologischen Effekt: Er vermittelt dem Kind, dass es ein gleichberechtigter Teil der Gemeinschaft ist und einen wertvollen Beitrag leisten kann.

Für Kinder empfehlen wir zusätzlich eine SOS-Kapsel. Diese enthält Informationen für den Fall, dass Ihr Kind von Ihnen getrennt wird. Die Kapsel selbst muss wasserdicht und stoßfest sein und wird beispielsweise um den Hals getragen. Sie enthält:

- Namen des Kindes
- Geburtsdatum des Kindes
- Namen der Eltern und von nahen Verwandten
- Adresse und Kontaktdaten der Eltern und von nahen Verwandten
- Wichtige Informationen zum Kind, z. B. gesundheitliche Besonderheiten
- ggf. Fotos der Eltern

Für Senioren gilt ebenfalls: Der Rucksack sollte so schwer wie nötig und so leicht wie möglich sein. Andere Familienmitglieder tragen dann mehr. Denken Sie auch an Utensilien wie Ersatzbrillen, Batterien für Hörgeräte und benötigte Medikamente.

Im Alltag immer dabei: das EDC

Der »kleine Bruder« des Survival-Rucksacks ist das EDC. Die Buchstaben stehen für »Every day carry«, also etwa: »jeden Tag dabeihaben«. Das EDC hat den Anspruch, so klein zu sein, dass Sie es immer mit sich tragen können, ohne dass es Sie stört. Es enthält alles, was Sie im Alltag regelmäßig benötigen, und darüber hinaus einige Dinge, die Ihnen bei einer plötzlichen Krise nützlich sein können. Die EDC-Profis unserer Gesellschaft

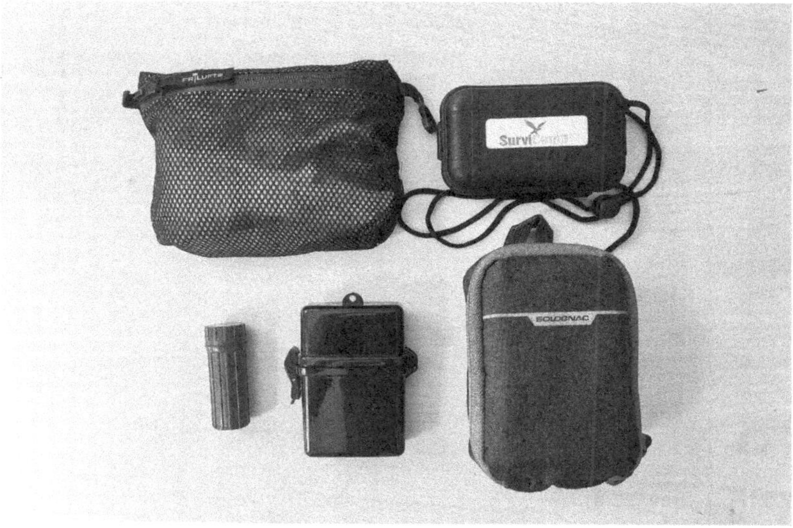

Je nach Bedarf können Sie für Ihr EDC kleinere oder größere Behältnisse auswählen.

sind oft die Frauen. Ihre Handtaschen sind perfekte Stadt-EDCs für die Herausforderungen des Alltags. Denken Sie das Konzept aber ruhig noch etwas weiter. Auch kleine Krisen können weh tun, wenn sie Sie unvorbereitet und außerhalb Ihrer Wohnung treffen: Unfälle, Brände, Verkehrschaos, Überschwemmungen und was der Dinge mehr sind. In den meisten Fällen ist innerhalb weniger Stunden professionelle Hilfe da – in der Zeit bis dahin kann Ihr EDC aber einen entscheidenden Unterschied machen und Ihr Stresslevel niedrig halten.

Ein EDC haben Sie beispielsweise in Ihrer Hosentasche, in Ihrem Stadtrucksack oder im Auto immer dabei. Je nach Einsatzort variieren die Inhalte des EDC. Ein EDC fürs Auto kann sicherlich etwas größer sein und beinhaltet auch Nützliches für Situationen wie einen langen Stau oder einen Motorschaden bei widriger Witterung (Kälteschutz, Wasser, Nahrung etc.).

Dagegen könnte ein Stadt-EDC sich eher auf Bargeld, Powerbank und Erste-Hilfe-Material ausrichten. Wie Sie sehen, gibt es beim EDC nicht die einzig richtige Formel. Entscheidend ist, wohin Sie es mitnehmen und wofür die Ausrüstung gut sein soll. Aber auch hier können Sie sich an den sieben Grundbedürfnissen des Überlebens orientieren. Im Folgenden haben wir ein Pack-Beispiel für ein EDC zusammengestellt.

Gegenstand	Menge	Kommentar
Bargeld	nach Bedarf	in kleinen Scheinen
Dokumentenstick	1	
Taschenmesser	1	
Powerbank	1	mit Kabel und ggf. passenden Adaptern (Micro-USB, USB-C)
Notizblock	1	wasserfestes Papier
Bleistift	1	
Draht	50 cm	
Paracord	2 m	
Müllbeutel	2	10 – 20 Liter
GRUNDBEDÜRFNIS FEUER		
Feuerzeug	1	
GRUNDBEDÜRFNIS WASSER		
Wasserreinigungstabletten	4	
GRUNDBEDÜRFNIS UNVERSEHRTHEIT		
Einweg-Rettungsdecke	1	
Pflaster	5	
Verbandpäckchen	1	
GRUNDBEDÜRFNIS ORIENTIERUNG		
Mini-Kompass	1	
Uhr	1	
GRUNDBEDÜRFNIS RETTUNG		
Pfeife	1	
Mini-Kopflampe	1	Akku oder mit Ersatzbatterien
GRUNDBEDÜRFNIS NAHRUNG		
Müsliriegel	1	

→ Weitere Empfehlungen für ein Auto- und Reise-EDC finden Sie auf www.survicamp.de/buch.

2 Die zweite Säule: Wissen & Fähigkeiten

Wenn jemand über die beste Ausrüstung der Welt und über Lebensmittelvorräte für ein ganzes Jahr verfügt, aber in Notsituationen die Nerven verliert und kein verlässliches Beziehungsnetzwerk zu Menschen hat, die im Zweifelsfall bereit sind, ihm oder ihr zu helfen, ist es sehr unwahrscheinlich, dass er oder sie eine Krise gut durchstehen wird. Daher gehören zu den wesentlichen Voraussetzungen der Krisenbewältigung auch »Hard Skills« wie Feuer machen, sich orientieren, Erste Hilfe leisten etc. und »Soft Skills« wie Kommunizieren, Konflikte lösen, Motivieren und Organisieren. Egal, wo ein Unfall passiert oder eine Katastrophe sich ereignet: Entscheidend für die Sicherheit von Leib und Leben ist es oft, dass ein beherzter Mensch die Führung übernimmt und – wie im Sport – das Beste aus dem »Team« (in Ihrem Fall vielleicht die Familie, die Hausgemeinschaft oder die zufällig zusammengewürfelte Gruppe der Unfallbeteiligten) herausholt.

LEBENSMITTELVORRÄTE UND AUSRÜSTUNG ALLEIN SIND IN DER KRISE NICHT AUSREICHEND

Damit Sie für jede Herausforderung gewappnet sind, geben wir Ihnen in diesem Kapitel einen Überblick über die ganze Bandbreite der Fähigkeiten und Einstellungen, die im Ernstfall überlebenswichtig sein können. Vielleicht entdecken Sie ja in sich das Potenzial, im Ernstfall die Zügel in die Hand zu nehmen und dafür zu sorgen, dass die in der Gruppe vorhandenen Ressourcen tatsächlich aktiviert werden. Mit dem richtigen Knowhow werden Sie, wenn Sie das wollen und es sich zutrauen, ein gutes Vorbild sein und sogar erfolgreich große oder kleine Gruppe führen können – in einer Krise oder auch im »normalen Leben«.

Die Hard Skills des Überlebens: So sichern Sie Ihre Grundbedürfnisse

Zehn Menschen versammeln sich frühmorgens um 9 Uhr an einem Treffpunkt außerhalb Berlins, nur wenige Hundert Meter entfernt von einem großen brandenburgischen Waldgebiet. Sie kennen sich untereinander noch nicht, doch sie haben ein gemeinsames Ziel: Alle wollen wissen, ob und wie sie in einer echten Überlebenssituation klarkommen würden: Kenne ich meine Grundbedürfnisse? Was taugt meine Ausrüstung? Kann ich sie im Ernstfall auch anwenden oder gar reparieren bzw. improvisieren? Finde ich mich ohne Smartphone zurecht? – Diese und viele weitere Fragen treiben die Teilnehmer unseres Survival-Camps um.

Zuerst erhalten die Frauen und Männer eine Ausgangssituation: Die Gruppe ist in der Wildnis gestrandet und soll sich zu einem Notfunkgerät durchschlagen, um Hilfe zu rufen. Das erste Ziel liegt nördlich des aktuellen Standorts. Also Kompass raus und los! Bald wird aber klar: Wir gehen gar nicht nach Norden, sondern nach Süden – Kompass falsch bedient!

THEORIE IST DAS EINE, PRAXIS DAS ANDERE

Nach einigen Kilometern klagen die ersten über Rücken- oder Schulterschmerzen. Ein Blick auf und in den Rucksack offenbart den Grund: Suboptimale Gewichtsverteilung der Ausrüstung, falsch eingestellte Schnallen und Gurte.

Danach fängt es an zu regnen. Der Rucksack saugt sich voll und wird schwer. Wer hat an ausreichenden Nässeschutz gedacht? Wer hat die Ausrüstung so verpackt, dass der ganze Rucksack in einen Fluss fallen könnte und trotzdem alles trocken bliebe? Die wenigsten. Der Schlafsack und die Wechselkleidung werden feucht.

Um wieder warm und trocken zu werden, braucht es ein Feuer. Trockenes Brennmaterial ist keins da, dafür ein Feuerzeug. Aber selbst damit will das Lagerfeuer lange nicht gelingen – schlechte Auswahl des Zunders, zu dicht gestapeltes Holz. Alle sind nass und frieren, die Stimmung nähert sich dem Tiefpunkt.

Die Wasserflaschen sind mittlerweile leer. Die einzige Wasserquelle ist ein brauner Tümpel, aus dem man dreckiger herauskommt, als man reingegangen ist. Die Brühe soll gefiltert und abgekocht werden. Aber niemand hat ein passendes Metallgefäß – und niemand weiß, dass es auch ohne geht.

Auch beim Lagerbau klemmt es: Die improvisierten Unterkünfte lassen Wasser durch, der Wind bläst den Rauch vom schließlich entzündeten Feuer hinein. Nachts stolpern einzelne Teilnehmer über die Abspannleinen. Kalt ist es auch noch, und beim eintretenden Platzregen bricht alles zusammen. Das wird eine lange Nacht – ohne Schlaf …

Alles, was wir hier beschreiben, ist bei unseren Survival-Kursen tatsächlich passiert – zum Glück! Denn jeder Fehler, den die Teilnehmer in einer sicheren »Laborumgebung« gemacht haben, ist einer, den sie im Ernstfall dank der Lernerfahrung wahrscheinlich nicht mehr begehen werden.

* * *

Auf den folgenden Seiten geht es um die absolut essenziellen Fähigkeiten und Kenntnisse, die Sie brauchen, um Ihre sieben Grundbedürfnisse zu sichern. Erinnern Sie sich? Wir haben diese im Kapitel »Vorräte & Ausrüstung« schon vorgestellt: Es geht um Unterkunft & Witterungsschutz, Feuer, Wasser, Unversehrtheit, Orientierung, Rettung und Nahrung.

Egal, ob Zuhause, in einer Notunterkunft oder in der freien Natur – wer das anwenden kann, was wir in diesem Kapitel beschreiben, dem werden die meisten Krisen wenig anhaben können. Bitte bedenken Sie aber: Theorie ist das eine, Praxis das andere. Alle Fehler, die in unseren Kursen passiert sind, sind solche, mit denen die jeweiligen Teilnehmer nicht gerechnet haben und für die erst in der praktischen Anwendung ein Bewusstsein entstanden ist. Deshalb ist es wichtig, alle hier beschriebenen Techniken und Vorgehensweisen wenigstens ein paar Mal selbst auszuprobieren.

So halten Sie sich warm & trocken

> *Wer friert, ist entweder dumm oder faul. Entweder er hat nicht genug Kleidung eingepackt – dann ist er dumm. Oder er hat genug Kleidung dabei, zieht sie aber nicht an – dann ist er faul.*
>
> BERGSTEIGER-WEISHEIT

In vielen Regionen der Welt, inklusive Mitteleuropa, ist es nur in wenigen Monaten im Jahr möglich, ohne nennenswerten Kälte- und Nässeschutz auszukommen – besonders in der Nacht. Das gilt sowohl für die eigene Wohnung als auch für den Fall, dass Sie diese verlassen müssen.

Sobald Kälte auf Ihren Körper einwirkt und Sie unzureichend darauf vorbereitet sind bzw. Sie keine Gegenmaßnahmen ergreifen, tickt eine unsichtbare Uhr. Was genau bei Unterkühlung und Erfrierung zu befürchten ist, erfahren Sie weiter unten im Abschnitt zur Ersten Hilfe (→ S. 135 ff.). Eine feuchte Umgebung oder nasse Kleidung beschleunigen die Auskühlung um ein Vielfaches. Wenn Sie dann noch maximales Pech haben, wird der Wind sein Übriges tun. Der sogenannte Windchill-Effekt führt dazu, dass Sie auch bei Temperaturen deutlich über dem Gefrierpunkt schnell auskühlen, wenn ein kräftiger kalter Wind bläst.

Für das Überleben in der Stadt und in der Natur ist die Top-Priorität deshalb klar: Sie müssen wissen, wie Sie und Ihre Familie oder Gruppe warm, trocken und windgeschützt bleiben.

HEIZEN IN DER WOHNUNG: Fällt der Strom aus, fällt wahrscheinlich auch die Heizung bei Ihnen zu Hause aus, weil die elektronischen Steuerelemente ihren Dienst versagen. Nach spätestens einem Tag werden dann die Innenräume dieselbe Temperatur haben wie die Außenluft. Sie können sich jedoch mit ein paar Tricks behelfen.

Sobald die Heizung ausgefallen ist, sorgen Sie dafür, dass ein einziger Raum in der Wohnung warm bleibt – die gesamte Wohnung während eines Stromausfalls zu beheizen, wird nicht funktionieren. Isolieren Sie den Raum so gut wie möglich mit Decken, Teppichen oder Kleidungsstücken auf dem Boden, vor Fenstern und vor Türen. Wenn sich alle Personen des Haushalts in diesem Raum aufhalten, steigt die Temperatur. Allein die Raumluft wird dann zum Problem. Vor allem, wenn Sie eine Petroleumheizung betreiben oder Kerzen entzündet haben. Um eine giftige Konzentration von Kohlenstoffmonoxid und -dioxid zu vermeiden, müssen Sie den Raum regelmäßig stoßlüften.

Wenn Sie in Ihrer Wohnung oder Ihrem Haus einen Kamin oder Kachelofen haben, wird das Heizungsproblem für Sie nicht so relevant sein. Doch vor allem in der Stadt sucht man solche Öfen oft vergebens, und als Mieter können Sie diese auch nicht einfach nachrüsten. Im Kapitel »Vorräte & Ausrüstung« (→ S. 47) haben wir bereits die Petroleumheizung als anzuschaffende Alternative genannt.

Eine günstige, aber auch viel weniger leistungsfähige Alternative ist die improvisierte Blumentopfheizung. Dazu stellen Sie zwei bis drei unterschiedlich große Blumentöpfe aus Keramik, Terrakotta oder Ton mit der Öffnung nach unten ineinander auf zwei erhöhte Gegenstände, beispielsweise Backsteine. Darunter entzünden Sie auf einer feuerfesten Unterlage mindestens drei Teelichter. Die Teelichter erhitzen die Blumentöpfe, die die Wärme an die Raumluft abstrahlen – und zwar auch noch einige Zeit nach dem Erlöschen der Kerzen.

Drei bis fünf dieser Blumentopfheizungen reichen aus, um einen Raum notdürftig zu heizen. Bedenken Sie aber: Teelichter sind Teelichter und Sie sollten von dieser Not-Heizung keine Wunder erwarten.

RICHTIG ANZIEHEN: Drinnen wie draußen werden Sie den besten Wärmeeffekt über Ihre Kleidung erzielen. Für den Fall, dass Sie sich draußen aufhalten, kommen beim Thema Kleidung außerdem noch der Nässe- und Windschutz hinzu.

Um sich optimal zu schützen, nutzen Sie das allseits bekannte Zwiebelprinzip, ziehen also mehrere Kleidungs-Funktionsschichten übereinander. Aber worauf kommt es bei den einzelnen Schichten an? Hier beispielhaft ein Kleidungsaufbau, mit dem Sie auch bei Minusgraden, Regen und Wind nicht frieren werden:

Schicht 1	Die unterste Schicht wird eng über der Unterwäsche getragen und besteht aus einem langärmligen Oberteil und einer langen Unterhose. Diese Schicht hat die Aufgabe, Ihre Haut trocken zu halten. Dafür muss das Material in der Lage sein, Feuchtigkeit aufzunehmen und an die nächste Schicht weiterzuleiten. **Geeignete Materialien:** Polyester, Polypropylen, Elastan-Mischgewebe, Merinowolle **Ungeeignet:** Baumwolle

Schicht 2	Diese Schicht ähnelt der ersten, ist jedoch dicker und beispielsweise mit Fleece gefüttert. Auch hier wollen wir Isolation und Feuchtigkeitstransport erreichen. Bei warmem Wetter können Sie auf diese Schicht verzichten. **Geeignete Materialien:** Polyester, Polypropylen, Elastan-Mischgewebe, Merinowolle **Ungeeignet:** Baumwolle
Schicht 3	Als Oberteil tragen Sie einen Pullover oder eine Strick- bzw. Fleecejacke mit isolierender Eigenschaft. Als Hose eignet sich vor allem eine robuste Outdoor-Hose mit Lüftungsschlitzen und verstärktem Knie- und Pobereich. **Geeignete Materialien Oberteil:** Fleece, Wolle **Geeignete Materialien Hose:** Kunstfaser (v.a. in Form von RipStop-Gewebe), Baumwollmischgewebe
Schicht 4	Es folgt eine Kälteschutzjacke. Sogenannte Softshelljacken isolieren gut und sind häufig auch in geringem Maße wasser- und windgeschützt, halten also einen Regenschauer problemlos ab. **Geeignete Materialien:** Hohlfaser, Daunen
Schicht 5	Bei Regen und/oder starkem Wind ziehen Sie zusätzlich noch einen Poncho oder eine Hardshelljacke sowie einen wasserfesten Hosenüberzug an. Moderne Membrangewebe sind fast vollständig wasserdicht, erlauben aber einen Gasaustausch nach außen. Dadurch bildet sich keine Staunässe. Achten Sie darauf, dass Ihre Kapuze einen Gummizug hat sowie einen verstärkten Regenablauf direkt über der Stirn. **Geeignete Materialien:** Gore-Tex, Dermizax, eVent, Ventile
Hände	An den Händen tragen Sie dünne Halbfingerhandschuhe, darüber dickere Fingerhandschuhe, z. B. aus Fleece. Besonders praktisch sind Handschuhe mit einer wasserabweisenden Handinnenfläche, die es Ihnen erlaubt, nasse Oberflächen zu berühren, ohne die Handschuhe durchzuweichen. Bei kälteren Temperaturen sind Fäustlinge oft die bessere Wahl, weil die Finger bei ihnen direkt nebeneinander liegen und sich gegenseitig wärmen. Auf der anderen Seite schränken Fäustlinge Ihre Motorik stark ein.
Füße	Tragen Sie designierte Wandersocken, also solche, auf denen die Seiten R und L markiert sind. Solche Socken sind bequem, schonen die Fußhaut, halten lange und sind an den besonders beanspruchten Stellen verstärkt. Besonders empfehlenswert sind Wollsocken, da sie gut wärmen und deutlich hygienischer sind als Kunstfasersocken.

	Um Blasenbildung zu vermeiden, können Sie zwei Paar Socken tragen: Ein extrem dünnes und eng anliegendes Paar, darüber ein dickeres und ggf. gefüttertes Paar. Die meiste Reibung beim Gehen erfolgt dann zwischen den beiden Sockenschichten, nicht zwischen Haut und Socke. Damit das funktioniert, muss aber in Ihren Schuhen genug Platz sein. Wenn Sie Ihre Socken gewaschen haben, spülen Sie sie nochmal zusätzlich mit klarem Wasser aus. Spülmittelrückstände im Stoff weichen die Haut auf und sorgen für offene Abriebstellen. Das Thema Schuhe behandeln wir gesondert weiter unten in diesem Kapitel.
Kopf	Der Kopf benötigt besondere Aufmerksamkeit. Denn zum einen verlieren Sie viel Wärme über die Kopfhaut, zum anderen sind die Nasenspitze und die Lippen besonders empfindlich gegenüber Kälte und Wind. Tragen Sie eine Fleece-Mütze, die schnell trocknet und auch nass noch warmhält. Bei starker Kälte und Wind tragen Sie darüber eine Sturmhaube, die zusätzlich Ihr Gesicht schützt.

Je nach Wetter bzw. Temperatur in der Wohnung tragen Sie alle aufgezählten Schichten oder lassen welche weg.

Beim Zwiebelprinzip ist es besonders wichtig darauf zu achten, dass die durch Isolation erwärmten Luftpolster zwischen den Schichten sich nicht mit der Umgebungsluft vermischen können. Achten Sie also unbedingt auf einen überlappenden Abschluss an folgenden Stellen:

- an den Handgelenken (Handschuhe in oder über Jackenärmel stecken)
- am Hals (mit Sturmhaube, Schal oder einem Fleece-Schlauch)
- im Beckenbereich (Oberteile in die Unterteile stecken, fester Gürtel)
- an den Fußgelenken (Socken über lange Unterwäsche, Hosenbein über Schuhe)

DAS RICHTIGE SCHUHWERK: Zuletzt wollen wir uns anschauen, was Sie beim Kauf und der Pflege Ihrer Schuhe beachten sollten. Zum klassischen Notgepäck gehören zwei Paar Schuhe: Wanderschuhe und leichte Ersatzschuhe bzw. Wander-Sandalen.

Gute Wanderschuhe erkennen Sie zum einen daran, dass sie mindestens bis über den Knöchel reichen – ansonsten besteht immer Gefahr, in schwierigem Gelände umzuknicken. Zusätzlich sollten die Schuhe einen verstärkten Rand/Kappe aus Gummi oder einem ähnlich zähen Material haben. Dieser Rand schützt Sie vor Feuchtigkeit im Gestrüpp und vor mechanischer Beanspruchung durch Geröll, Äste und Ähnliches.

Machen Sie beim Kauf die Steinprobe: Die Schuhe müssen Ihnen erlauben, mit Gepäck einbeinig auf einem spitzen Stein zu balancieren, ohne umzuknicken und ohne ein Druckgefühl zu verspüren. Viele Wanderschuh-Händler haben dafür entsprechende »Steinlandschaften« in ihren Läden aufgebaut.

Vom Material her haben Sie die Wahl zwischen Leder und synthetischen Materialien wie Gore-Tex.

	Leder	Synthetikmaterial
Vorteile	– passt sich der Fußform an – atmungsaktiv – bei guter Imprägnierung & Pflege lange wasserdicht – gute Fußhygiene	– leicht – trocknet schnell
Nachteile	– schwer – muss manchmal lange eingelaufen werden – brauchen lange zum Trocknen	– geringerer Tragekomfort – weniger atmungsaktiv bei warmen Temperaturen – dadurch schlechtere Fußhygiene, Geruchsbildung

Lassen Sie sich im Schuhgeschäft beraten und konzentrieren Sie sich auf Wanderschuhe für Mittelgebirge in unseren Breitengraden. Schuhe für den Dschungel sind zwar wasserfester, dafür werden Sie darin aber auch mehr schwitzen.

Pflegen Sie Ihre Schuhe gut, dann haben Sie auch viele Jahre etwas von ihnen. Für Lederschuhe gibt es Lederwachs, um das Leder vor Rissen zu schützen. Imprägnierungen machen die Schuhe zusätzlich wasserdicht. Für Synthetikschuhe nutzen Sie Pflegemittel nach Herstellerangaben.

Ihre Ersatzschuhe nutzen Sie in den Pausen, in der Unterkunft, für Gewässerdurchquerungen oder für kurze Gänge in einfachem Gelände. Offene Sandalen-Modelle sorgen für gute Durchlüftung und sitzen trotzdem fest am Fuß.

IMPROVISIERTER KÄLTE-, NÄSSE- UND WINDSCHUTZ: Außerhalb Ihrer Wohnung oder einer anderen schützenden Unterkunft können Sie im Notfall Teile Ihrer Ausrüstung oder Material aus der Umgebung nutzen, um sich vor Kälte, Nässe und Wind zu schützen. Mit Müllsäcken schaffen Sie sich zum Beispiel einen improvisierten Schutz, der gegen alle drei Übel hilft. Allerdings bildet sich am Müllsack schnell Feuchtigkeit, die wiederum dazu führen kann, dass Ihre Kleidung feucht wird und Sie schneller auskühlen. An den Füßen kann Staunässe über mehrere Stunden zu ernsthaften Erkrankungen führen (Immersionsfuß). Nutzen Sie Müllsäcke daher nur für kurze Zeiträume oder wenn Sie keine körperliche Aktivität verrichten, und lüften Sie regelmäßig, um die Feuchtigkeit entweichen zu lassen. Mit geknülltem Papier, Laub oder ähnlichem Material können Sie zusätzliche Luftpolster und damit Isolation zwischen Ihren Kleidungsschichten erzeugen.

Eine Rettungsdecke, in Einwegform oder wiederverwendbar, schützt ebenfalls vor Kälte, Nässe und Wind und reflektiert zusätzlich Ihre Körperwärme, sodass die Luftschicht zwischen Körper und Decke erwärmt wird. Genauso wie Müllsäcke sind Rettungsdecken absolut wasserdicht, die Feuchtigkeit Ihres Körpers wird also nicht abgeleitet. Dagegen können Sie die Rettungsdecke wie einen Umhang mit improvisierter Kapuze um den Körper binden. So lässt sich eine effektive Kälteschutzhaltung einnehmen, bei der Sie alle Körperglieder so nah wie möglich zusammenführen und Ihre Muskulatur abwechselnd spannen und entspannen. Zusätzliche Wärme kann eine Kerze liefern, die Sie unter der Rettungsdecke entzünden (Vorsicht: Rettungsdecken und Feuer vertragen sich nicht!).

Die Rettungsdecke oder ein Tarp können Sie auch leicht aufspannen und damit einen Regenschutz herstellen. Mehr dazu finden Sie weiter unten (→ S. 107).

Als Windschutz eignet sich zusätzlich eine Isomatte aus Hartschaum oder in selbstaufblasender Variante. Rollen Sie die Matte wie eine schützende Mauer um sich und hocken Sie sich in die Mitte.

TROCKENHALTEN BEI KÖRPERLICHER AKTIVITÄT: Nässe kommt nicht nur von außen. Auch Schweiß kann Ihre Kleidung durchnässen und zur Auskühlung führen. Damit das nicht passiert, müssen Sie bei körperlicher Anstrengung (etwa beim Wandern, vor allem mit Gepäck) Ihre Körpertemperatur regulieren.

Sobald Sie körperliche Arbeit verrichten, und sei es nur von A nach B zu gehen, können Sie davon ausgehen, dass Sie mindestens eine Kleidungsschicht weniger brauchen als im Ruhezustand. Bevor Sie den Rucksack aufsetzen, ziehen Sie beispielsweise Ihre Kälteschutzjacke und ggf. auch das Fleece aus. Wenn es regnet, ziehen Sie den Poncho oder die Hardshelljacke direkt über das Unterhemd. Ansonsten werden Sie nach einem halben Kilometer stark schwitzen und Ihre unteren Kleidungsschichten komplett durchnässen.

Sobald Sie Pause machen, ziehen Sie feuchte Kleidungsstücke (v.a. Oberbekleidung) aus und breiten Sie sie zum Trocknen aus. Tragen Sie

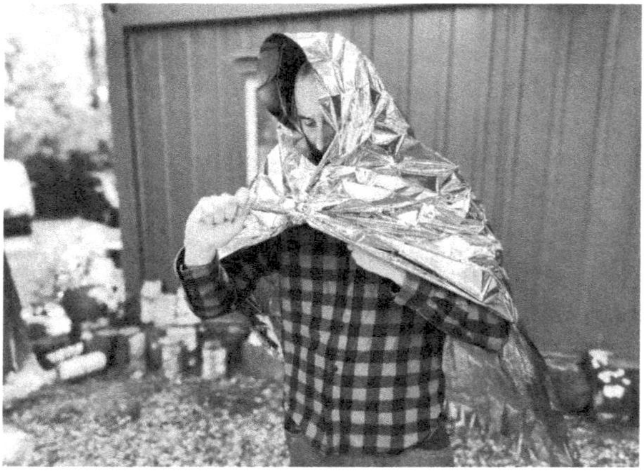

Rettungsdecke als Kälteschutz: Zuerst binden Sie mit einfachem Knoten die Kapuze.

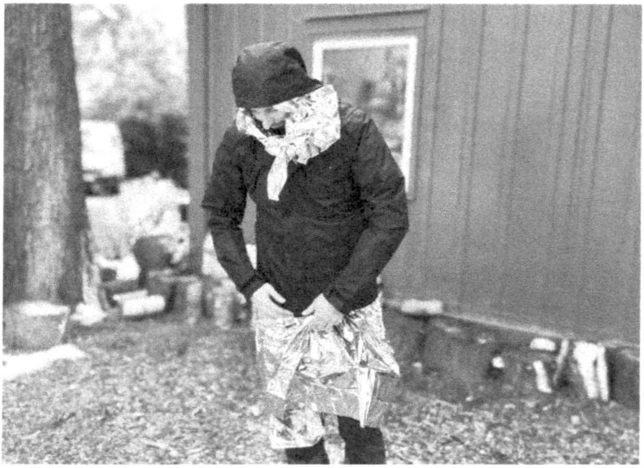

Die Rettungsdecke zum Fixieren am besten unter der obersten Kleidungsschicht tragen – aber nicht direkt auf der Haut.

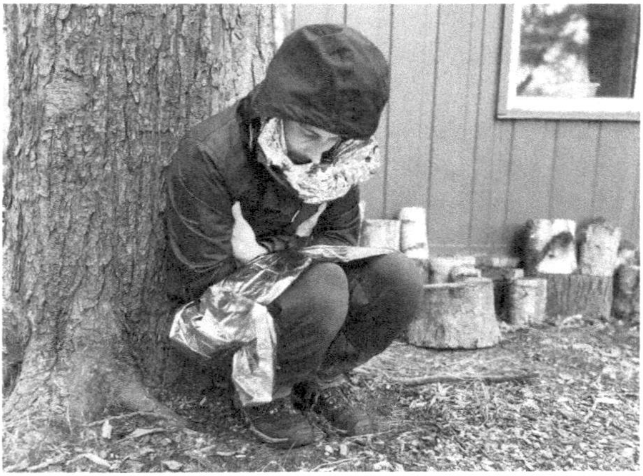

Dann können Sie die Kälteschutzhaltung einnehmen.

während der Pause trockene Ersatzkleidung, um Ihre Haut zu trocknen und die Körperwärme zu bewahren. Zum Ende der Pause verstauen Sie die Ersatzkleidung wieder wasserdicht im Rucksack und ziehen die Marschkleidung an. Dasselbe gilt für Schuhe und Socken, die Sie in jeder Pause ausziehen und zum Trocknen/Lüften auslegen sollten.

LAGERPLATZ FINDEN & NOTUNTERKUNFT BAUEN: In einer Situation, in der Sie Ihre Wohnung für mehr als ein paar Stunden verlassen müssen, werden Sie irgendwann ein Nachtlager aufschlagen. Je nachdem, ob eine Notunterkunft zur Verfügung steht oder ob Sie draußen übernachten müssen, gibt es unterschiedliche Dinge zu beachten. Spätestens jetzt wird es sich für Sie bezahlt machen, in einer Gruppe unterwegs zu sein. Denn so können Sie in Ruhe schlafen, während andere auf das Gepäck aufpassen und andersherum. Unterschätzen Sie keinesfalls, wie wichtig ausreichend Schlaf für Ihre körperliche und geistige Leistungsfähigkeit ist. Wenn Sie nur eine Nacht weniger als sechs Stunden schlafen, sinkt Ihre Konzentrationsfähigkeit messbar.[51] Deshalb ist es auch wichtig, einen guten Schlafplatz zu finden, an dem Sie ungestört von äußeren Einflüssen sind.

Bei vielen Krisenlagen wie Naturkatastrophen oder Bränden werden Sie und Ihre Familie oder Gruppe, wenn Sie Glück haben, einen Platz in einer Notunterkunft bekommen. Das sind häufig Mehrzweckhallen, Sporthallen, Säle, Mannschaftszelte oder ähnlich große Räume. Dort sind Sie wind- und wettergeschützt. Allerdings brennt in solchen Unterkünften häufig durchgehend Licht, es wird geredet und gepackt, und ständig laufen Menschen umher. Um trotzdem zu einem geruhsamen Schlaf zu kommen, nutzen Sie am besten eine Schlafmaske und Ohrstöpsel bzw. Ohrenwachs.

In chaotischen Fluchtsituationen müssen Sie dagegen selbst einen Schlafplatz suchen. Im städtischen Raum ist es meist nicht schwer, einen regengeschützten Ort zu finden, weil es überall Brücken, überdachte Außenanlagen, Lagerhallen, Fahrzeuge und ähnliche trockene Plätze gibt. Achten Sie bei der Auswahl des Lagerplatzes darauf, dass es mehr als einen Zu- bzw. Ausgang gibt, falls Sie den Ort überraschend verlassen müssen.

Auf dem Land finden Sie Scheunen, Jäger-Hochstände oder Ställe. Sollte all das keine Option sein, müssen Sie ein Lager in der Natur aufschlagen. Achten Sie dabei auf Folgendes:

A

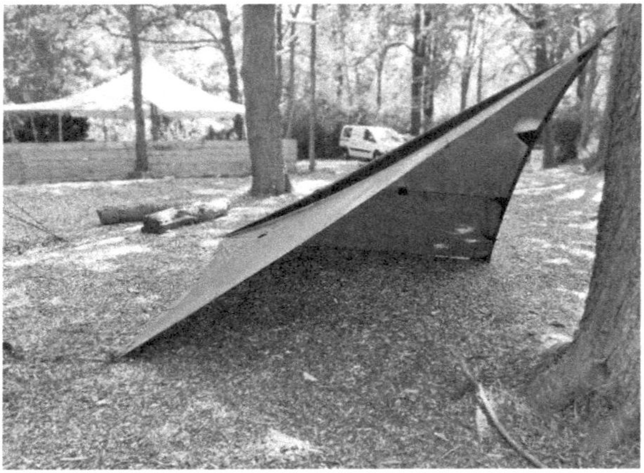

B

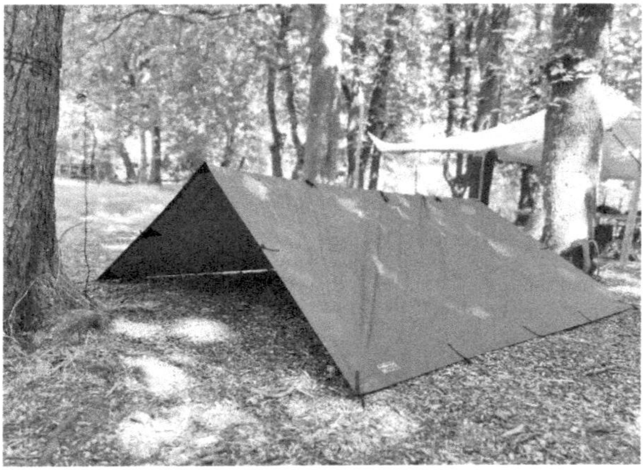

C

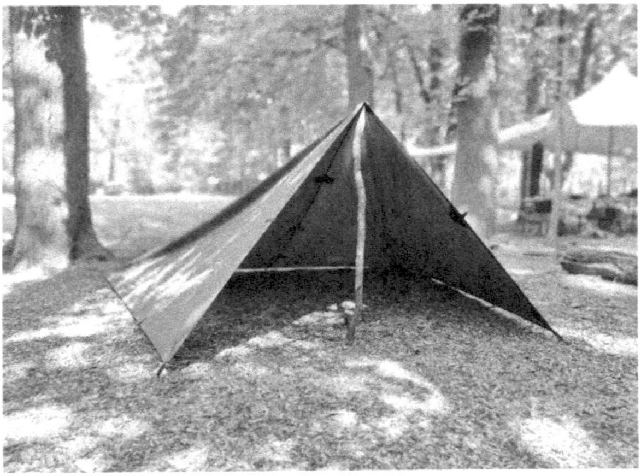

Beispiele für den Aufbau einer Notunterkunft: Sie können die Plane (bzw. das Tarp) mit einer Schnur oder einem Schnellspanner an einem Baum fixieren (A), eine Schnur zwischen zwei Bäumen spannen (B) oder die eine Seite mit Hilfe eines Stocks offenhalten (C). Denken Sie an passende Heringe oder nutzen Sie alternativ angespitzte Stöcke.

- Im Wald oder Gebüsch sind Sie besser vor der Witterung geschützt. Es ist auch die bessere Wahl, wenn Sie nicht gesehen werden wollen. Umso unbequemer der Weg zum Lagerort ist, desto unwahrscheinlicher ist es, dass Sie jemand dort findet.
- Schlagen Sie das Lager nicht in einer Senke oder am Fuß eines Abhangs auf, sonst wird es bei Regen schnell ungemütlich.
- Suchen Sie sich einen ebenen Ort.
- Achten Sie auf Gefahren von oben, zum Beispiel auf tote oder abgebrochene Äste am Baum oder Gefahr durch Steinschlag an einer Bergwand.
- Gibt es einen Fluchtweg aus dem Lager heraus?

Als Regenschutz nutzen Sie ein Tarp oder Ihre Rettungsdecke in Verbindung mit Schnellspannern/Schnüren und Bäumen bzw. abgespannten Stöcken. Einige Konstruktionen sehen Sie auf der gegenüber liegenden Seite.

Um Ihre Notdurft zu verrichten, nutzen Sie Müllbeutel oder graben Sie ein Loch, das Sie anschließend wieder zuschütten.

Für alle nichtoffiziellen Lageroptionen sei noch erwähnt: Dort zu übernachten ist streng genommen nicht erlaubt oder, wie im Fall von Fahrzeugen, schlicht verboten. Die Notsituation sollte also eine entsprechende Tragweite haben.

→ Auf www.survicamp.de/buch finden Sie zusätzlich noch Tipps, wie Sie trockenen Fußes einen Fluss überqueren, wenn keine Brücken vorhanden sind.

So machen Sie in jeder Situation ein Feuer

Feuer steht bei unseren Survival-Grundbedürfnissen meist an Platz 1 oder 2. Abhängig von der Situation haben der Witterungsschutz oder die Versorgung akuter Verletzungen Vorrang. Spätestens dann aber brauchen Sie ein Feuer. Denken Sie einmal daran, was Sie mit einem Feuer alles bewerkstelligen können:

- Sie haben Wärme und können nasse Kleidung trocknen.
- Sie haben Licht.
- Sie haben einen Schutz gegen Insekten und wilde Tiere.
- Feuer hat einen positiven psychologischen Effekt und stärkt die Gruppenmentalität.
- Sie können durch Abkochen bzw. Destillation Trinkwasser gewinnen.
- Sie können warme Nahrung zubereiten.
- Sie können Rettungssignale geben.
- Feuer ist ein Mittel für die Herstellung von weiteren Werkzeugen oder Rohstoffen, z. B. Zunder, Pech und Asche. Ebenso dient es zur Härtung oder Verformung von Materialien.

Es ist also kein Wunder, dass die Fähigkeit, immer und überall ein Feuer entzünden zu können, zu den wichtigsten zählt, die Sie sich aneignen können. Aus dem Kapitel zur Ersten Säule der Krisenvorsorge wissen Sie bereits, welche Ausrüstung Sie zu Hause oder unterwegs dabeihaben sollten. Hier geht es um einige Tipps und Vorgehensweisen zur Anwendung der Ausrüstung.

Übrigens: Wenn bei unseren Kursen ein Feuer mal nicht gelingt, hat das fast immer denselben Grund – nämlich mangelnde Vorbereitung gepaart mit Ungeduld. Seien Sie schlauer!

Ganz allgemein gesagt sind zum Feuermachen folgende Schritte nötig – egal, welche Ausrüstung bzw. Technik Sie nutzen:

1. Brennbares Material in den Größenordnungen A (z. B. dünne Äste), B (etwas dickere Äste), C (dicke Äste) und D (Scheite) bereitlegen. Es bringt Ihnen nichts, Ihren wertvollen Zunder zu entzünden und dann erst auf die Suche nach ausreichend Brennholz zu gehen. Machen Sie das immer vorher!
2. Das brennbare Material je nach gewünschtem Feuertyp anordnen (mehr dazu unten). Wie bei Punkt 1 gilt: Machen Sie das, bevor Sie irgendetwas anzünden.

3. Ein Zundernest bauen. Wie das genau geht, erfahren Sie weiter unten.
4. Hitze erzeugen, meist durch einen Funken, durch Reibung oder Elektrizität. Ein Feuerzeug oder Streichholz erzeugt hier bereits eine nutzbare Flamme, ein Feuerstarter dagegen erst einen Funken. Mit der Hitze wird das Zundernest entzündet.
5. Mit der entstandenen Flamme das brennbare Material der Größenordnung »A« entzünden.
6. Danach Stufe für Stufe immer größeres Material zum Brennen bringen. Wenn ihr Feuer mindestens zehn Minuten ohne Ihr Zutun brennt, haben Sie das Schlimmste geschafft.

VERSCHIEDENE FEUERTYPEN UND IHR AUFBAU: Holz auf einen Haufen werfen kann jeder – meistens entsteht dabei aber ein rauchendes, schwer kontrollierbares Feuer, das den Brennstoff schneller verbraucht, als einem lieb ist. Mit den folgenden drei einfachen Feuertypen haben Sie für fast jede Situation das passende Feuer:

	Gitterfeuer	Sternfeuer	Grubenfeuer
Wofür ist es gut?	Viel Hitze und/oder Licht erzeugen, wärmen, trocknen	Kochen mit wenig Holzverbrauch	Kochen mit einem großen Kessel, getarntes Feuer
Aufbau	Um das Zundernest herum Holzscheite gitterförmig aufstapeln.	Um das Zundernest herum wenige Holzscheite sternförmig vom Nest wegzeigend anordnen. Scheite nachschieben, sobald die Spitzen verbrannt sind.	Ein Loch sowie eine Belüftungsrampe bzw. -loch graben. Darin ein Gitterfeuer anordnen. Aushub um das Loch herum zu einem niedrigen Wall formen.
Vorteile	extrem stabil, Hitzestrahlung zu allen Seiten	kompakt, gut kontrollierbar, konzentrierte Flamme, geringer Holzverbrauch	konzentrierte Hitzestrahlung nach oben, auch nachts praktisch unsichtbar
Nachteile	hoher Holzverbrauch	wenig Hitze	zeitaufwändige Vorbereitung

EIN ZUNDERNEST BAUEN: Selten haben Sie so trockenes und feines Holz zur Verfügung, dass Sie nur das Feuerzeug anhalten müssen, um Ihr Feuer zu entzünden. Abhilfe schafft ein Zundernest: Dieses besteht aus leicht brennbarem Material und hat die Aufgabe, das Brennmaterial der Stufe A zum Brennen zu bringen.

Manche vorbereiteten Zunder wie fester Grillanzünder oder mit Wachs versetzte Holzspäne brennen bereits von alleine für mehrere Mi-

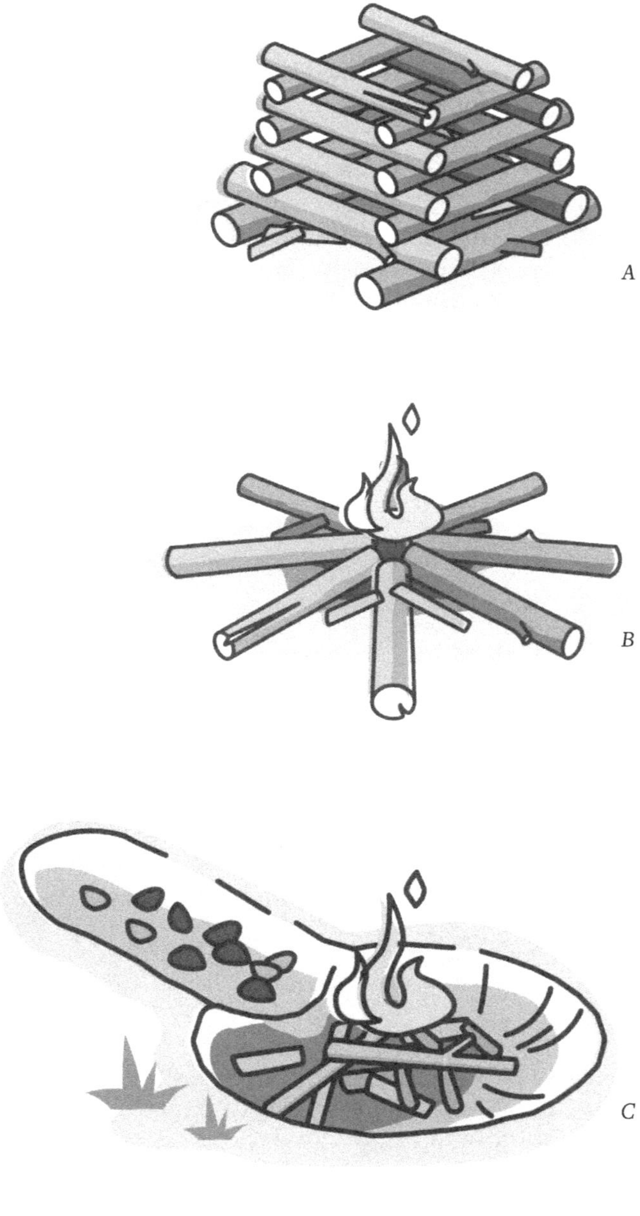

Die drei wichtigsten Feuertypen: Gitterfeuer (A), Sternfeuer (B), Grubenfeuer (C).

nuten. Mit einem solchen Zunder können Sie direkt das Holz zum Brennen bringen und brauchen kein Zundernest mehr.

ZUNDER IN DER STADT UND IN DER NATUR FINDEN: Wenn Sie gut vorbereitet sind, haben Sie bereits eine vorgepackte Zunderbox mit leicht entzündlichen Materialien. Sonst müssen Sie brauchbaren Zunder selbst herstellen oder in der Umgebung finden. Das können zum Beispiel sein:

- in kleine Fetzen zerrissene Müllbeutel
- Stahlwolle bzw. Topfreiniger
- Baumwoll-Fasern, z. B. mit dem Messer von Kleidung abgeschabt
- Tampons oder Wattepads (aufgebauscht, um eine größtmögliche Oberfläche zu erzeugen)
- Birkenrinde (die glatte, weiße Rinde muss mit einem Messer abgeschabt werden)
- Kienspan (mit Harz versetztes Holz), in dünne Späne geschnitten
- trockenes Gras oder Heu
- flüssige Zunder wie Grillanzünder, Alkohol oder Knicklicht-Flüssigkeit

Durch Zugabe von Wachs oder Harz können Sie den Zunder länger brennen lassen. Ein normales Wattepad beispielsweise brennt etwa 30 Sekunden. Wenn Sie vorher Wachs darauf träufeln, brennt es bis zu fünf Minuten lang.

EIN FEUER BEI REGEN UND NÄSSE ENTZÜNDEN: Bei Kälte und Nässe ist ein Feuer besonders wichtig, leider aber auch schwieriger in Gang zu bekommen. Hier kommt es noch viel mehr auf eine gute Vorbereitung an.

Ein Feuer kann auch bei Regen brennen, solange es groß genug ist, ausreichend Sauerstoff bekommt und regelmäßig Brennstoff zugeführt wird. Nur bei starkem Dauerregen kann es tatsächlich unmöglich sein, ein Feuer am Leben zu erhalten. Ein Regenschutz ist daher nicht immer notwendig. ABER: Wenn Sie die Möglichkeit haben, einen Regenschutz aufzubauen, tun Sie es auf jeden Fall. Beispielsweise mit Ihrer Jacke, einem Poncho oder einem Tarp.

Wenn Sie keinen trockenen Zunder haben und auch keinen finden, suchen Sie nach Birkenrinde, Harz und Kienspan. Diese Naturzunder lassen sich auch bei Nässe entzünden. Hilfreich ist es, schon vor dem Lagern an das später zu entzündende Feuer zu denken: Wenn Sie unterwegs feuchten Zunder finden, stecken Sie ihn in Taschen nahe Ihrem Körper, z. B.

in die Hosentaschen. Durch Ihre Körperwärme kann der Zunder etwas trocknen und brennt später besser.

Trockenes Holz für das Feuer finden Sie auch bei Regen an abgestorbenen, noch stehenden Bäumen bzw. an abgestorbenen Ästen, die noch am Baum hängen. Hier ist häufig nur die Oberfläche feucht. Tote Nadelbäume sind Ihr bester Freund, denn dort finden Sie unten am Stamm bzw. in den Wurzeln häufig stark harzhaltiges Holz (Kienspan). Suchen Sie insbesondere nach toten, vom Sturm umgeworfenen Bäumen.

EIN SIGNALFEUER ZUR RETTUNG MACHEN: Ein Signalfeuer hat den Zweck, in einer extremen Notlage über eine weite Distanz sichtbar zu sein und damit Rettungskräften die eigene Position zu zeigen. Das erreichen Sie tagsüber mit viel Rauch und nachts mit viel Licht.

Vor allem aber muss ein Signalfeuer eines können: Sich in Sekundenschnelle entzünden. Sie wissen schließlich nicht, wann das rettende Flugzeug, Schiff oder der Hubschrauber sich nähert. Sobald Sie das Motorengeräusch hören, haben Sie ein knappes Zeitfenster, bis der Rauch oder das Licht sichtbar sein müssen. Ein gutes Signalfeuer ist deshalb ein großes Gitterfeuer mit einem großen, gut vorbereiteten Zundernest. Das Zundernest muss sofort brennen, wenn Sie einen Funken oder ein Streichholz anhalten. Wenn möglich, bewahren Sie gleich neben dem vorbereiteten Feuer etwas Glut auf, die Sie zum schnellen Entzünden nutzen können.

Tagsüber legen Sie grüne Zweige, grünen Reisig, Plastikmüll, Autoreifen oder ähnliches auf das Gitterfeuer. Das Feuer wird dadurch nicht erstickt und das Material erzeugt dicken Rauch, sobald die Flammen es erreichen. Nachts lassen Sie dieses Material einfach weg, ein Gitterfeuer ist von sich aus ziemlich hell.

Damit Rettungskräfte das Signalfeuer einwandfrei als solches erkennen können, entzünden Sie am besten nicht nur ein Feuer, sondern drei in einer Reihe. So ist klar, dass hier jemand gerettet werden möchte.

So stellen Sie trinkbares Wasser her

Zusammen mit Wärme, Witterungsschutz und Feuer ist trinkbares Wasser Ihre Top-Priorität in einer Notsituation, denn ohne Wasser überleben Sie nur wenige Tage. Wir sind es gewohnt, trinkbares Wasser aus dem Hahn oder im Supermarkt zu bekommen. Damit das klappt, ist allerdings ein erheblicher Aufwand verbunden, der in einer Krisenlage vielleicht nur eingeschränkt oder gar nicht erbracht werden kann.

Stattdessen müssen Sie damit rechnen, dass Ihnen nach Aufbrauchen Ihrer Vorräte ausschließlich nicht trinkbares Wasser zur Verfügung steht. Nicht trinkbar kann bedeuten:

- Das Wasser beinhaltet viele Schwebstoffe.
- Das Wasser beinhaltet Lebewesen wie Bakterien, Amöben, Larven, Parasiten oder Viren.
- Das Wasser beinhaltet gelöste Chemikalien oder Öle.
- Das Wasser beinhaltet Schwermetalle.

Die gute Nachricht: Gegen die Schwebstoffe und Lebewesen können Sie etwas tun. Die halb-gute Nachricht: Gegen die gelösten Chemikalien und Öle können Sie immerhin teilweise etwas tun. Die schlechte Nachricht: Während einer Krise Schwermetalle aus dem Wasser herauszubekommen, ist schwierig bis unmöglich.

Aber woran erkennen Sie eigentlich, ob Wasser trinkbar ist oder nicht? Als Orientierung nehmen Sie einfach folgende Regel aus dem Katastrophenschutz: Wenn das Wasser aus einer originalverpackten Mineralwasserflasche kommt, ist es trinkbar. Wenn nicht, ist es nicht trinkbar. Gehen Sie lieber auf Nummer Sicher, anstatt in Krisenzeiten eine Vergiftung, Durchfallerkrankung oder Parasitenbefall zu riskieren.

Manchmal kündigt eine Krise sich einige Tage oder Stunden im Voraus an. In einem solchen Fall haben Sie Gelegenheit, alle zur Verfügung stehenden Behälter im Haus oder der Wohnung mit Leitungswasser füllen: Eimer, Kochtöpfe, Waschbecken, Schüsseln, Tassen. Dazu gehört auch die Badewanne, bei der Sie am besten den Überlauf verstopfen, um das Fassungsvermögen zu erhöhen. Wasser kann auch in stabilen Einkaufs- und Mülltüten aufbewahrt werden – legen Sie am besten mehrere Lagen Tüten übereinander.

Gebrauchswasser zum Kochen und Waschen (kein Trinkwasser) finden Sie im Notfall auch in den Heizungsrohren, in den Heizkörpern, im Aquarium, im Spülbecken der Toilette oder in der Regentonne.

Um zusätzliches Trinkwasser selbst herzustellen, brauchen Sie zunächst »Ausgangsmaterial« – also Wasser, bei dem wir davon ausgehen, dass es noch nicht trinkbar ist. Im städtischen Raum erhalten Sie solches Wasser an Grundwasserpumpen, in Flüssen, Kanälen, Seen, Löschwasserteichen oder Gartenteichen.

Vorsicht aber bei Hochwasser: Hier steht Ihnen zwar mehr Wasser zur Verfügung, als Ihnen lieb ist, aber es ist wahrscheinlich extrem mit Chemikalien und Schwermetallen verschmutzt. Dieses Wasser trinkbar zu machen, ist für Laien beinahe unmöglich.

Ihre beste Möglichkeit, Trinkwasser herzustellen, ist ein vorher gekaufter Wasserfilter. Was Sie beim Kauf beachten müssen, haben wir bereits im Kapitel »Vorräte & Ausrüstung« (→ S. 56ff.) behandelt. Je nach Qualität und Bauart des Filters ist dieser in der Lage, auch Bakterien, Viren und Chemikalien aus dem Wasser zu entfernen. Ein Umkehrosmose-Filter bekommt auch Schwermetalle und kleinste Partikel aus dem Wasser. Auf den folgenden Seiten geht es darum, wie Sie ohne diese Hilfsmittel mit improvisierten Methoden sauberes Trinkwasser gewinnen können.

EINEN PROVISORISCHEN WASSERFILTER BAUEN: Wenn das Wasser viele Schwebstoffe enthält, ist es ratsam, diese zuerst zu entfernen. Zu diesem Zweck bauen Sie einen einfachen Grobfilter. Dafür kann schon ein Stück Stoff oder eine saubere Socke reichen. Gießen Sie das Wasser aus einem Behälter einfach durch den Stoff in einen anderen Behälter, die Schwebstoffe bleiben hängen.

Wenn Sie unterwegs sind, nehmen Sie eine Plastikflasche, schneiden Sie den Boden ab und füllen Sie die Flasche etwa bis zur Hälfte mit Sand. Eventuell haben Sie auch Kohle von einem Lagerfeuer – zerstoßen Sie diese zu einem Granulat und füllen Sie noch vor dem Sand eine Kohleschicht ein. Die Kohle nimmt mit ihrer großen Oberfläche eine Menge an Schwebstoffen sowie Geschmacks- und Geruchsstoffe auf.

In den Deckel bohren Sie mehrere Löcher. Mithilfe von Panzertape können Sie den Filter an einem Pfosten anbringen, sodass Sie ihn nicht die ganze Zeit über halten müssen. Schütten Sie das durchgelaufene Wasser noch ein bis zwei Mal durch den Filter, danach sollten die meisten Schwebstoffe entfernt sein.

Sind Schwebstoffe unterschiedlicher Größe im Wasser (grob, mittel, fein), sollte auch der Filter aus mehreren Schichten bestehen – sonst verstopft er schnell. Die Schichten sind dann beispielsweise wie folgt (von unten nach oben): ganz fein (Stoff, Sand, zerkleinerte Kohle), fein (Kies,

Moos), grob (kleine Steinchen). Das so gefilterte Wasser ist rein, aber noch kein Trinkwasser. Beispielsweise können noch Bakterien, Chemikalien oder Schwermetalle enthalten sein. Sie müssen das Wasser daher noch abkochen oder chemisch reinigen (siehe unten).

→ **Aktivkohle:** In Survival-Anleitungen zum Bau eines Wasserfilters wird häufig eine Aktivkohle-Schicht empfohlen. Aktivkohle ist in der Lage, auch Bakterien und Chemikalien aus dem Wasser zu entfernen. Allerdings ist für die Herstellung ein spezieller Prozess erforderlich, der sich unter Survival-Bedingungen nicht durchführen lässt. Die Kohle vom Lagerfeuer ist keine Aktivkohle und hat eine geringere Oberfläche, dadurch auch lange nicht dieselben Filtereigenschaften. Verlassen Sie sich deshalb nicht darauf, dass eine einfache Kohleschicht Bakterien oder Chemikalien aus dem Wasser entfernt. Wenn Sie dagegen gekaufte Aktivkohle vorrätig haben, sollte diese auf jeden Fall in den Filter integriert werden.

WASSER ABKOCHEN (MIT & OHNE GEFÄSS): Wasser, das optisch klar ist, muss nicht mehr durch einen Grobfilter gedrückt werden. Allerdings sollten Sie es abkochen, um alle eventuellen Krankheitserreger und sonstigen Mikroorganismen darin abzutöten.

Um die Herstellung von Trinkwasser mit Hitze rankt sich hartnäckig der Mythos, das Wasser müsse mehrere Minuten lang kochen (meistens ist von drei bis hin zu 20 Minuten die Rede). Bei einer Wassertemperatur von 70 °C sterben aber 99,999 Prozent aller krankmachenden Mikroorganismen in weniger als einer Minute ab.[52] Wenn Sie das Wasser einmal zum Kochen, das heißt auf 100 °C gebracht haben, und es dann wieder abkühlen lassen, waren die Mikroorganismen bereits deutlich über eine Minute lang in einer Umgebung von mehr als 70 °C. Sie können sich dann ausreichend sicher sein, dass alle schädlichen Keime inaktiviert sind. Beim Abkochen geht es nicht um den Prozess des Kochens selbst, sondern um die Temperatur. Das Kochen dient lediglich als Signal: Ohne Thermometer können Sie allein durch die sprudelnden Blasen zuverlässig erkennen, dass das Wasser auf über 70 °C erhitzt wurde.

Wie ist es aber im Gebirge? Pro 300 Meter Höhe sinkt der Siedepunkt des Wassers um etwa ein Grad. Das Wasser wird also beispielsweise auf 2.000 Metern Höhe bereits bei ca. 93 °C kochen. Aber auch hier kommen Sie an jedem Punkt der Erde auf die benötigten 70 °C und darüber hinaus – somit ist das Kochen auch in größeren Höhenlagen ein zuverlässiges Zeichen dafür, dass das Wasser die benötigte Temperatur erreicht hat.[53]

Bedenken Sie, dass in Krisenlagen Brennstoff und vielleicht auch Zeit knapp sind. Das Wasser mehrere Minuten kochen zu lassen ist eine Verschwendung von beidem.

Aber was tun Sie, wenn Sie keinen Topf oder ein anderes Metallgefäß zur Verfügung haben? Kein Problem, denn Sie können Wasser auch einfach in einer Plastikflasche abkochen. Wichtig ist nur, dass die Hitze (z.B. die Glut) nur an die Stellen der Flasche kommt, an denen sich auf der Innenseite Wasser befindet. Dieses Vorgehen ist wegen der gesundheitsschädlichen Weichmacher, die sich dabei aus der Plastikflasche lösen, allerdings nur dann zu empfehlen, wenn die Alternative das Verdursten ist.

Und sogar ganz ohne Gefäß können Sie Wasser zumindest auf die nötigen 70 °C bringen. Erhitzen Sie dafür einige Steine im Feuer. Schaufeln Sie dann eine Grube und legen Sie diese mit einer Mülltüte, Plane oder Rettungsdecke wasserdicht aus. Schütten Sie das Wasser hinein und legen Sie anschließend nacheinander die heißen Steine ins Wasser. Je nach Größe der Grube und der Steine müssen Sie den Vorgang einige Male wiederholen. Die Steine erhitzen das Wasser auf die nötige Temperatur, das Wasser wiederum schützt die Plane vor den heißen Steinen.

WASSER CHEMISCH REINIGEN: Die chemische Reinigung ist eine Alternative zum Abkochen und erfolgt meist mit Chlor. Passende Wasserreinigungstabletten, Pulver oder Lösungen finden Sie im Camping-Bedarf; im Kapitel »Vorräte & Ausrüstung« haben wir das näher beschrieben (→ S. 54f.). Ebenso gibt es im Handel Mittel zur Konservierung von Wasser, meist auf Basis von Silberionen. Genauso wie beim Abkochen hilft die chemische Reinigung nur gegen Mikroorganismen im Wasser, nicht gegen Chemikalien und Schwermetalle.

WASSER DESTILLIEREN: Die in Krisensituationen einzigen praktikablen Möglichkeiten, gelöste Chemikalien oder Salze aus dem Wasser zu bekommen, sind Aktivkohle, Flockung[54], Umkehrosmose oder die Destillation. Nur die Destillation können Sie mit improvisierten Mitteln bewerkstelligen.

Zwar ist eine simple Destille schnell gebaut, doch der Prozess ist langwierig und kostet eine Menge Energie in Form von Brennstoff. Außerdem hat die Destillation einen Nachteil: Chemikalien, deren Siedetemperatur unter 100 °C liegt, werden ins Destillat mitkommen. Trotzdem kann die Destillation praktikabel sein, z. B. um Salzwasser trinkbar zu machen. Dafür füllen Sie das zu destillierende Wasser in eine Metallflasche (im Notfall geht auch eine Plastikflasche). Nehmen Sie dann eine Plastikflasche, machen Sie knapp unterhalb des Verschlusses einen kreuzförmigen Einschnitt, und stecken Sie den Hals der Metallflasche hinein. Nun sind die beiden Flaschen miteinander verbunden. Stechen Sie noch ein kleines Loch in die Plastikflasche, die das Destillat auffängt, um den Überdruck entweichen zu lassen.

Bringen Sie dann das Wasser in der Metallflasche zum Kochen. Wenn Sie nur ein Holzfeuer haben, stellen Sie die Flasche in ein kleines Glutbett und schirmen Sie die Plastikflasche gegen die Hitze ab, z. B. mit einem Erdwall. Der Wasserdampf steigt nun zur Plastikflasche auf und kondensiert dort wieder zu Wasser.

Eine Alternative dazu ist es, das Schmutzwasser in einem Topf zum Kochen zu bringen und ein Stück Stoff, etwa ein T-Shirt, darüber zu legen. Der Stoff saugt sich durch den Wasserdampf voll und kann dann ausgewrungen werden.

Das Destillat ist frei von Salzen und Schwermetallen. Manche Chemikalien kondensieren jedoch mit und sind weiterhin im Wasser enthalten.

→ Kann man **destilliertes Wasser** trinken? Ein Mythos lautet, dass destilliertes Wasser dem Körper Salze entziehen würde und deshalb schädlich sei. Tatsächlich können Sie reines Wasser ohne Gefahr trinken, solange Sie Ihrem Körper genügend Mineralien und Salze zuführen (z. B. über die Nahrung). Wenn Sie sich unsicher sind, geben Sie einfach etwas Asche vom Lagerfeuer ins destillierte Wasser.

TRINKWASSER MIT SONNENLICHT HERSTELLEN: Mikroorganismen können Sie auch mit UV-Strahlung abtöten. Dieses Verfahren heißt Solar Water Disinfection, kurz SODIS. Sie benötigen eine PET- oder Glasflasche, die Sie zu drei Vierteln mit möglichst klarem, ggf. vorgefiltertem Wasser füllen. Schütteln Sie nun das Wasser in der Flasche, um dieses mit Sauerstoff anzureichern. Die Flasche legen Sie anschließend für mindestens sechs Stunden waagerecht in die pralle Sonne. Bei bedecktem Himmel dauert der Prozess bis zu zwei Tage.

Damit die UV-A-Strahlung ins Wasser eindringen kann, sollte die Flasche durchsichtig sein und ein Volumen von höchstens drei Litern haben.

WASSER IN DER NATUR FINDEN: Wasser aus fließenden Gewässern ist meistens weniger belastet als solches aus stehenden Gewässern. Es empfiehlt sich aber, beides vor dem Trinken zu behandeln. Allerdings finden Sie in der Natur auch Wasser, das Sie direkt trinken können. Regen ist zum Beispiel in der Regel ohne Behandlung trinkbar. Natürlich gibt es Ausnahmen: Beispielsweise, wenn das Regenwasser vor dem Auffangen über giftige Oberflächen geflossen ist oder wenn der Regen kontaminierte Kleinstteile aus der Luft aufgefangen hat.

Schnee ist ebenfalls destilliertes Wasser und deshalb unbehandelt trinkbar. Schmelzen Sie den Schnee jedoch nicht im Mund, sondern immer vorher in einem Gefäß. Sonst entziehen Sie Ihrem Körper eine Menge Energie, die Sie dann über die Nahrung (Kalorien) wieder nachschieben müssten.

Am frühen Morgen bildet sich Tauwasser auf Wiesen. Um es zu sammeln, ziehen Sie einfach ein saugfähiges Tuch hinter sich her und laufen Sie durch die Wiese. Nach einigen Metern können Sie das gesammelte Wasser auswringen.

Bestimmte Pflanzen zeigen an, dass das Grundwasser sich nahe der Oberfläche befindet. Dazu gehören Erlen, Weiden und Pappeln sowie Binsen und Schilf. Wenn Sie diese Bäume bzw. Gewächse sehen, ist entweder ein Gewässer in der Nähe oder Sie können Wasser relativ flach unter der Erdoberfläche finden. Grundwasser ist meist direkt trinkbar. Falls die Gefahr besteht, dass es mit Chemikalien belastet ist, zum Beispiel aus der Landwirtschaft, können Sie es mit den oben erwähnten Methoden destillieren.

Im Frühjahr können Sie auch Wasser direkt aus Birken abzapfen, solange diese ihre Knospen noch nicht ausgetrieben haben. Schneiden Sie einfach eine Birke am Stamm ein und stecken einen kleinen Zweig in die Schnittstelle. Sofort tropft Trinkwasser heraus.

Wenn die Sonne scheint, binden Sie einen Müllsack um einen belaubten Ast und schließen Sie ihn an der Öffnung so dicht wie möglich. Im Laufe des Tages wird sich Kondenswasser im Sack bilden. Dieses Verfahren ist nicht sehr ergiebig und es empfiehlt sich, mehrere Äste mit Müllsäcken auszustatten. Das gewonnene Wasser ist direkt trinkbar.

WASSERDISZIPLIN: In einer Krisensituation kann es nötig sein, den eigenen Umgang mit der Ressource Wasser kritisch zu betrachten: Wie viel Wasser verbrauche ich am Tag, und wie kann ich den Verbrauch reduzieren? Eine lange Dusche am Morgen ist in einem solchen Szenario nicht mehr möglich, Spülen nach dem Toilettengang ebenso wenig. Sie und alle Familienmitglieder müssen sich im Vorhinein darüber klar sein, dass während mancher Krisen eine strenge Wasserdisziplin herrscht.

Trennen Sie Trinkwasser und Gebrauchswasser. Das gelagerte oder mühsam hergestellte Trinkwasser wird nur zum Trinken und für Lebensmittel verwendet. Waschen Sie nur die Unterwäsche, aber keine sonstigen Kleidungsstücke. Waschen Sie Ihre Hände regelmäßig, aber seien Sie sparsam mit dem restlichen Körper. Duschen und Baden sind keine Optionen, es sei denn, Sie haben ein Gewässer in der Nähe. Wenn Sie Ihren Körper waschen, verwenden Sie besser feuchte Tücher, mit denen Sie sich abreiben. Lassen Sie Tücher über Nacht auf dem Rasen oder auf Büschen liegen, damit sie am Morgen Feuchtigkeit aufgenommen haben und Sie sie zum Abreiben nutzen können. Fangen Sie gebrauchtes Wasser stets auf und reinigen Sie es, damit Sie es wiederverwenden können.

So finden Sie sich ohne Navi zurecht

Egal ob Stadt oder Natur – um irgendwo anzukommen, müssen Sie wissen, wie Sie sich orientieren. Solange Sie dafür ein Smartphone oder Navigationsgerät nutzen können, tun Sie es ruhig. Es ist mit Abstand die bequemste Methode der Orientierung, die die Menschheit bisher entwickelt hat.

Dass man sich verläuft und dadurch in Schwierigkeiten gerät, kann jedoch schneller passieren, als man denkt. Große Aufmerksamkeit in der Presse erzeugte das Schicksal einer Wanderin, die 2013 auf dem US-amerikanischen Appalachian Trail unterwegs war: Vermutlich wollte sie nur kurz im Gebüsch austreten, fand dann aber den Weg nicht wieder.[55] Erst zwei Jahre später entdeckten Holzfäller ihre Leiche – sie war keinen Kilometer vom Weg entfernt verhungert. Auch wenn es meistens nicht im Tod endet: Sich zu verlaufen ist kein Spaß. Und der ein oder andere hat diese Erfahrung vielleicht auch schon in der Stadt gemacht, trotz Straßenschildern und Herumfragen.

Seien Sie deshalb auch in der Lage, im Notfall auf das Smartphone verzichten zu können – und sich mit einem einfachen GPS-Gerät, mit einer Karte oder einem Kompass zurecht zu finden. Über das benötigte Equipment haben wir bereits gesprochen (→ S. 68f.), nun kommen wir zur Anwendung.

Sobald Sie eine Karte Ihrer Umgebung haben, markieren Sie darauf wichtige Punkte. Während eines Stromausfalls kann es sein, dass Sie nicht auf internetgestütztes Kartenmaterial zurückgreifen können. Wichtige Punkte sind vor allem:

- Wasserquellen (Flüsse, Seen, Wasserpumpen)
- Krankenhäuser & Ärzte
- Apotheken
- Polizei & Militär

MIT EINER KARTE UMGEHEN: Von allen Ausrüstungsgegenständen, die der Orientierung dienen, ist die Karte vielleicht der wichtigste. Der zweitwichtigste ist übrigens ein Bleistift, mit dem Sie Routen und Markierungen auf der Karte einzeichnen können. Kompass und GPS-Gerät sind Luxus, helfen aber ungemein, wenn sie vorhanden sind.

Zuerst beschäftigen wir uns mit zwei wichtigen Bestandteilen der Karte, dem Maßstab und dem Koordinatengitter. Jede Karte hat einen definierten Maßstab, den Sie in der Legende ablesen können. Der Maßstab gibt an, welche tatsächliche Distanz ein Zentimeter auf der Karte repräsentiert. Ein Maßstab von 1:25.000 zum Beispiel bedeutet, dass ein Zentimeter auf der Karte gleich 25.000 Zentimeter in der Wirklichkeit ist, also 250 Meter.

Umso kleiner der Maßstab einer Karte ist, desto detaillierter bildet sie das Gelände ab und desto genauer können Sie sich auch orientieren. Zum Beispiel werden Sie feststellen, dass eine Karte mit einem kleineren Maßstab deutlich mehr (Fuß-)Wege, Flüsse, Vegetations- und andere Orientierungslinien zeigt. Meist sind dort auch einzelne Gebäude und allgemein mehr Orientierungspunkte verzeichnet.

Für Ihre nähere Umgebung sollten Sie eine Karte mit Maßstab 1:25.000 oder kleiner verwenden. Für größere Gebiete kann auch eine Karte mit 1:50.000 noch nützlich sein. Ergänzende Karten mit größeren Maßstäben ergeben Sinn, wenn Sie ein Fortbewegungsmittel haben, also ein Fahrrad, Motorrad, Auto oder Boot.

Ein größerer Maßstab hat aber auch seine Tücken, denn unter Umständen sind kleine Straßen oder Ortschaften gar nicht verzeichnet. Oder sie sind verzeichnet, liegen aber wegen des großen Maßstabs so nahe beieinander, dass Sie sie nur schwer für die Orientierung zu Fuß verwenden können. Achten Sie deshalb immer darauf, dass Sie den Maßstab Ihrer Karte an Ihre Art der Fortbewegung anpassen.

Eine geeignete Karte besitzt immer ein Koordinatengitter. Am Kartenrand ist dieses Gitter beschriftet, sodass Sie jeden Punkt auf der Karte mit einem Längenwert und einen Breitenwert wiedergeben können. So ein Koordinatensystem besteht meistens nicht einfach aus Quadraten, die man irgendwie über die Karte gelegt hat, sondern dieses Gitter ist universell angelegt, d.h. es gibt einheitliche Gitter für die gesamte Welt, und der Kartenausschnitt, den Sie gerade vor sich haben, zeigt den entsprechenden Ausschnitt dieses Gitters.

Das Gitter, das heute am häufigsten verwendet wird, heißt UTM-Gitter. Auf Wander- und Fahrradkarten finden Sie häufig Bezeichnungen wie *»GPS-fähig«* – diese Karten nutzen das standardisierte UTM-Gitter, das häufig (aber nicht immer) in blauer Farbe aufgedruckt ist. Halten Sie beim Kartenkauf Ausschau nach dieser Bezeichnung.

Der Vorteil eines Koordinatengitters ist, dass Sie eindeutige Koordinaten ablesen, eintragen und kommunizieren können. Weil das Gittersystem global einheitlich ist, können Sie Ihre Koordinaten sogar jemandem geben, der eine Karte von einem anderen Verlag hat als Sie. Stellen Sie sich vor, Sie sind in einer Notsituation und wollen dem Rettungsdienst Ihren

Standort durchgeben – dann übermitteln Sie einfach Ihre Koordinaten, die Sie aus dem Gitter ablesen. Wichtig ist nur, dass Sie immer auch das von Ihrer Karte verwendete Gitter angeben, damit Ihre Kontaktperson die Koordinaten richtig einordnen kann.

Um mit einer Karte vernünftig arbeiten zu können, müssen Sie diese immer einnorden. Das bedeutet, Sie bringen die Richtungen auf der Karte in Übereinstimmungen mit den Richtungen in der Realität – kurz gesagt, der Norden auf der Karte sollte tatsächlich nach Norden zeigen, Westen nach Westen, und so weiter. Warum ist das wichtig? Ganz einfach: Ihre Karte bildet Ihre Umwelt ab. Das tut sie aber nur dann korrekt, wenn die Richtungen der Karte mit den Richtungen in der Realität übereinstimmen.

Die Karte einzunorden geht am genauesten mit einem Kompass, dazu weiter unten mehr. Aber auch ohne Kompass ist das möglich. Wenn Sie beispielsweise an einer Straße, einem Fluss oder einer ähnlichen Linie stehen und diese auf der Karte wiederfinden, drehen Sie die Karte einfach so lange, bis der Linienverlauf auf der Karte genau dem der Straße oder des Flusses vor Ihnen entspricht.

Sobald Sie die Karte eingenordet haben, werden Sie sehen, dass Orientierung kein Hexenwerk ist, sondern im Wesentlichen daraus besteht, Karte und Umwelt regelmäßig abzugleichen. Wenn Sie jetzt noch wissen, wie Sie die Himmelsrichtungen aus Ihrer Umwelt ablesen, sollten Sie auch ohne Navi immer an Ihr Ziel finden. Dazu kommen wir als nächstes.

EINEN KOMPASS BEDIENEN & DIE HIMMELSRICHTUNGEN BESTIMMEN: Ein Kompass dient dazu, absolute Himmelsrichtungen zu bestimmen und den Winkel (d.h. die Richtung) zwischen Standort und Ziel im Verhältnis dazu zu bestimmen. Wenn Sie eine Karte und einen Kompass haben, Glückwunsch! Besser geht es nur noch mit einem teuren GPS-Gerät oder einem Smartphone. Aber nicht immer hat man einen Kompass dabei, oder man verliert ihn bzw. er geht kaputt. Was ist dann zu tun?

Vergessen Sie den oft erzählten Mythos: Am Moosbewuchs von Bäumen lassen sich die Himmelsrichtungen nicht zuverlässig ablesen – das Moos wächst einfach da, wo gerade die Bedingungen günstig sind.

Wenn Sie in besiedeltem Gebiet unterwegs sind, finden Sie viele Hinweise auf die Himmelsrichtungen:

- Im ländlichen Raum finden Sie auf Dächern Wetterhähne, an denen die Himmelsrichtungen angegeben sind.
- Solarpanels sind nach Süden ausgerichtet.

- Manchmal finden Sie Steinblöcke, auf denen ein Kreuz eingemeißelt ist. Hierbei handelt es sich um Bodenpunkte der Landvermessung. Norden wird im eingemeißelten Kreuz mittels eines Dreiecks markiert.

Wenn die Sonne scheint, können Sie mit ihr die Himmelsrichtungen bestimmen. Die Sonne geht im Osten auf, ist am Mittag im Süden und geht im Westen unter. Im Norden steht sie niemals. Das ist eine sehr grobe Methode, die Richtungen zu bestimmen, aber häufig schon ausreichend.

Genauer geht es mit der Kenntnis der aktuellen Ortszeit. Eine analoge Armbanduhr vereinfacht die Handhabung – wenn Sie keine Armbanduhr mit Zeigern haben und nur die Uhrzeit kennen, malen Sie sich ein Zifferblatt mit korrekt ausgerichtetem Stundenzeiger auf ein Blatt Papier. Richten Sie den Stundenzeiger in Richtung Sonne aus und ziehen dann einen gedachten Winkel zwischen dem Stundenzeiger und der 12. Halbieren Sie den gedachten Winkel – auf der Winkelhalbierenden liegt grob Süden.

Bei Nacht können Sie auf der Nordhalbkugel den Polarstern (auch Polaris oder Nordstern) zur Orientierung nutzen. Dieser befindet sich auf einer gedachten Verlängerung der Erdachse. Dadurch erscheint er auf der Nordhalbkugel immer im Norden. Da der Polarstern weder besonders groß noch besonders hell ist, orientiert man sich meistens an Sternbildern, um ihn zu finden. Am häufigsten wird dafür der Große Wagen benutzt, da er markant und einfach zu erkennen ist. Wenn Sie zwischen den beiden hellen Sternen an der »Vorderachse« des Großen Wagens eine gedachte Linie ziehen und diese um ca. das Fünffache verlängern, dann sehen Sie den Polarstern.

Deutlich einfacher und genauer bestimmen Sie die Himmelsrichtungen mit einem Kompass. Wenn Sie sich einen Kompass kaufen, achten Sie darauf, dass er mindestens die Bestandteile hat, die auf S. 125 abgebildet sind.

Es ist wichtig, dass Sie den Kompass fernhalten von Magneten, Hochspannungsleitungen sowie Eisen, Kobalt und Nickel. Bei der Verwendung müssen Sie ihn stets horizontal und ruhig halten.

Wenn Sie wissen möchten, in welche Richtung Sie gerade schauen, halten Sie den Kompass vor sich und drehen Sie die Dose so lange, bis die Nordmarke auf der Dose direkt unter der roten Seite der Kompassnadel liegt. Auf dem verlängerten Richtungspfeil können Sie nun die aktuelle Richtung ablesen.

Andersherum können Sie den Kompass natürlich auch nutzen, um sich in eine bestimmte Richtung auszurichten. Nehmen wir an, Sie haben

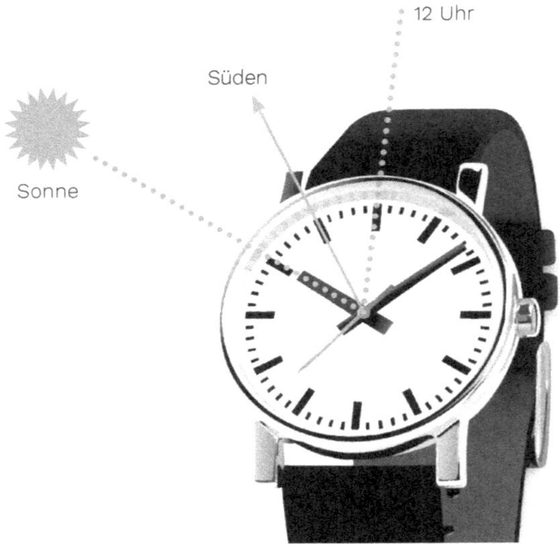

Mit Hilfe einer klassischen Armbanduhr können Sie herausfinden, wo Süden ist.

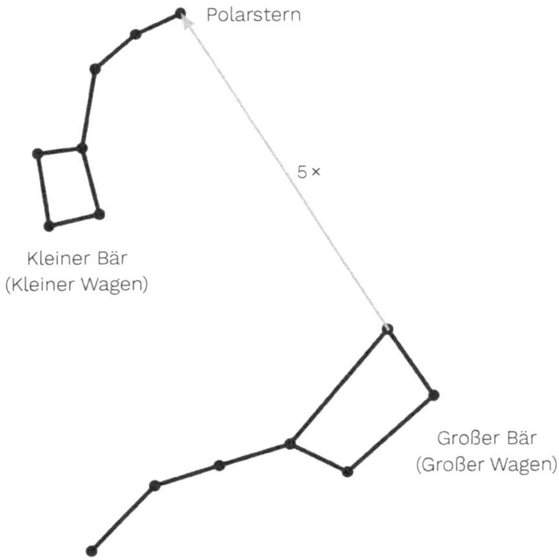

Der Polarstern zeigt Ihnen den Weg nach Norden.

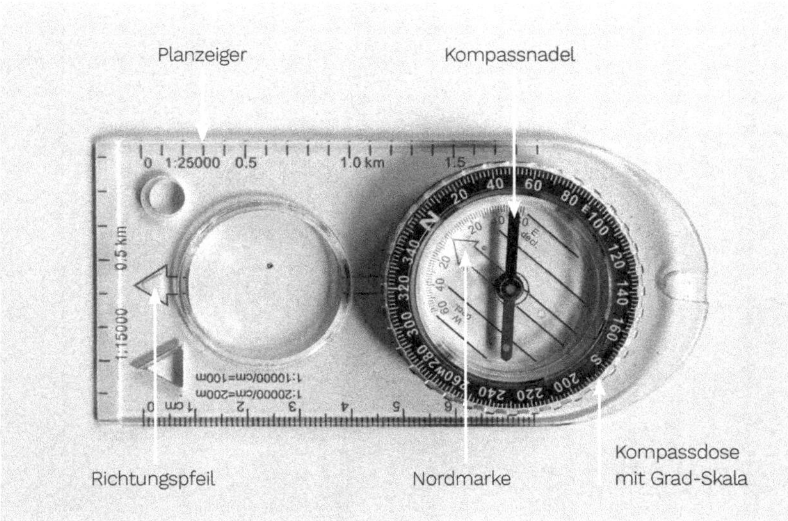

Ein Marschkompass bietet viele nützliche Funktionen.

sich verlaufen, wissen aber, dass irgendwo südwestlich von Ihnen eine Straße verläuft. Drehen Sie die Dose so lange, bis Südwesten (anders gesagt: 225 Grad) auf der Verlängerung des Richtungspfeils liegt. Nun halten Sie den Kompass vor sich und drehen sich selbst mitsamt Kompass so lange, bis die rote Seite der Kompassnadel direkt über der Nordmarke der Dose liegt. Der Richtungspfeil zeigt nun nach Südwesten.

Im Zusammenspiel mit einer Karte können Sie den Kompass auch nutzen, um die Richtung in Luftlinie von Ihrem Standort zu Ihrem Ziel zu bestimmen:

1. Norden Sie die Karte ein. Dafür legen Sie den Kompass auf die Karte und drehen beides so lange, bis die Nordmarke der Karte in dieselbe Richtung zeigt wie die rote Seite der Kompassnadel.
2. Legen Sie den Kompass mit der Anlegekante von Standort zu Zielort. Der Richtungspfeil des Kompasses muss dabei in Richtung Ziel zeigen.
3. Drehen Sie die Kompassdose, bis die Nordmarke auf der roten Seite der Kompassnadel liegt.
4. Die Richtung, die an der Ablesemarke (Richtungspfeil) angezeigt wird, ist die Richtung vom Standort zum Zielort. Sie können nun den Kompass aufnehmen und in diese Richtung gehen. Solange die rote Seite der Nadel auf der Nordmarke der Dose liegt, sind Sie auf Kurs.

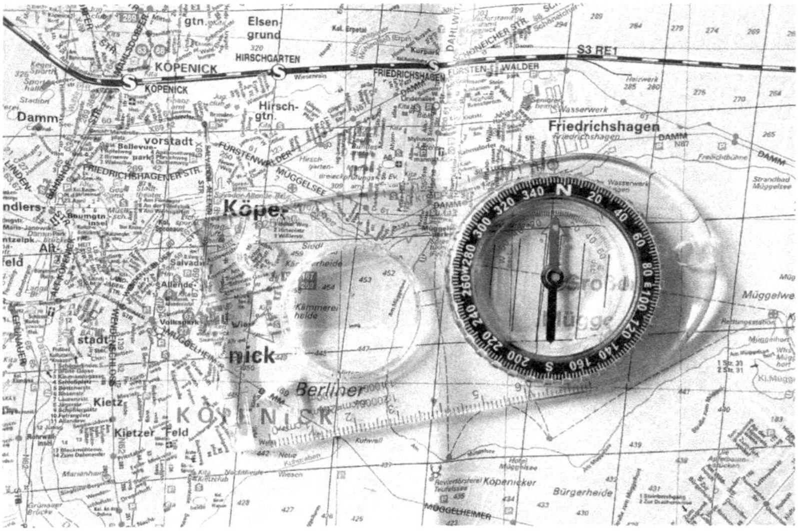

Ein Kompass auf einer eingenordeten Karte, der Richtungspfeil zeigt in Richtung 255 Grad.

GPS-GERÄTE BENUTZEN: Generell spricht überhaupt nichts dagegen, anstelle von Karte & Kompass einfach ein GPS-Gerät zu nutzen – vor allem, wenn man bedenkt, dass man dieses Hilfsmittel auch für Freizeitaktivitäten, etwa zum Wandern, nutzen kann. Im Krisenfall ist ein GPS-Gerät aber vielleicht nicht die beste Wahl. Das liegt zum einen daran, dass es Strom braucht – wenn Sie keine Batterien oder Lademöglichkeiten mehr haben, ist das Gerät tot. Mitten im Nationalpark ist es dann gut, wenn Sie auf eine stromunabhängige Alternative zurückgreifen können.

Vor allem aber ist ein solches Gerät abhängig vom jeweiligen Satellitensystem, das es zur Positionsbestimmung nutzt. Weltweit gibt es das US-amerikanische GPS, das russische GLONASS, das chinesische Beidou und das europäische Galileo. Alle diese Systeme können vom jeweiligen Betreiber (das sind die Armeen der jeweiligen Länder bzw. im Falle von Galileo die EU) jederzeit für die zivile Nutzung unzugänglich gemacht werden. Auch in diesem Fall würde Ihr GPS-Gerät nicht mehr funktionieren.

Wir empfehlen deshalb, sich nicht ausschließlich auf ein GPS-Gerät zu verlassen. In der Krisenvorsorge sollten Sie immer versuchen, mit der am wenigsten technisierten (d.h. von anderen Faktoren abhängigen)

Methode zurecht zu kommen. In diesem Fall sind das eben Karte und Kompass.

Wenn Sie trotzdem ein GPS-Gerät nutzen möchten, sind folgende Punkte wichtig:

- Kaufen Sie sich ein Gerät, das mindestens zwei verschiedene Satellitensysteme unterstützt.
- Es gibt Geräte mit und ohne eingebautes Kartenmaterial. Geräte ohne Kartenmaterial sind nur mit einer GPS-fähigen Karte sinnvoll, verbrauchen aber wegen des simpleren Displays weniger Strom.
- Wenn Sie mit einer Papierkarte arbeiten, stellen Sie das GPS-Gerät immer auf dasselbe Koordinatensystem wie die Karte ein. Das System sollte in der Legende der Karte genannt werden. Anschließend können Sie Ihre Position auf der Karte bestimmen, indem Sie die auf dem Gerät angezeigten Zahlen und Buchstaben mit dem Koordinatengitter der Karte abgleichen.
- Wenn Sie ein Smartphone nutzen, laden Sie sich die Karten Ihrer näheren Umgebung als Offline-Karten herunter. Das geht mit allen populären Karten- und Navigations-Apps.

So machen Sie Nahrung haltbar

In der Antike erhielten römische Soldaten manchmal einen Teil ihres Soldes in Form von Salz ausgezahlt. Diese *salarium* genannte Salzration findet sich heute noch sprachgeschichtlich im Wort *Salär* (oder im Englischen *salary*) wieder. Zugegeben, viele Gerichte schmecken mit Salz besser, aber würden Sie deshalb mit Salz anstelle von harter Währung vorliebnehmen?

Die römischen Soldaten jedenfalls nicht. Denn sie nutzten das Salz für einen ganz anderen, wesentlich wichtigeren Zweck: Sie machten damit ihre Nahrung haltbar. Seit der Entwicklung der Pasteurisierung und der Konservendose im 19. Jahrhundert und schließlich der Tiefkühlung im 20. Jahrhundert brauchen wir uns um dieses Thema nicht mehr so viele Gedanken machen. In einer länger andauernden Krisensituation jedoch kann das Wissen, wie Sie Lebensmittel konservieren, einen entscheidenden Unterschied machen.

Die meisten der im Folgenden genannten Methoden werden auch heute noch regelmäßig angewendet, und wenn Sie einen Garten mit Obstbäumen besitzen oder gerne angeln gehen, wird Ihnen vieles bekannt vorkommen.

KONSERVIEREN MIT STROM: Am einfachsten konservieren Sie Lebensmittel mit einem Dörrautomaten und einem Vakuumierer. Beides benötigt eine Stromversorgung und die Geräte sind relativ hochpreisig. Die Anschaffung lohnt sich nur, wenn sie nicht allein für die vorbereitende Krisenvorsorge gedacht ist. Wenn Sie dagegen regelmäßig Obst, Gemüse, Kräuter und Fleisch haltbar machen wollen, unabhängig von Krisenzeiten, ist eine solche Anschaffung gewiss ihren Preis wert.

Beim Dörren wird den Lebensmitteln beinahe komplett das Wasser entzogen. Dadurch haben Bakterien und andere Mikroorganismen keine Möglichkeit, sich zu vermehren. Bei einem schonenden Dörrvorgang mit ca. 40 °C bleiben Vitamine und andere Mikronährstoffe enthalten. Wegen der Möglichkeit, die Temperatur zu kontrollieren, ist ein Dörrautomat im Vergleich zum Backofen oder zum Dörren in der Sonne meist die bessere Wahl.

Nach dem Dörren nehmen die getrockneten Lebensmittel wieder Wasser aus der Umgebungsluft auf. Deshalb müssen Sie sie luftdicht abpacken: Entweder in einem geschlossenen Glas, im Gefrierschrank oder mittels eines Vakuumiergeräts. Verschiedene Dörrautomaten und Vakuumierer finden Sie leicht über einen einfachen Preis-Leistungs-Vergleich im Internet.

KONSERVIEREN OHNE STROM: Auch ohne Stromversorgung basiert die Konservierung vor allem darauf, den Lebensmitteln Wasser zu entziehen und eine für Mikroorganismen lebensfeindliche Umgebung zu schaffen. Im Folgenden finden Sie einige Anleitungen für die gängigsten Methoden, mit denen das gelingt.

Obst oder Gemüse trocknen:

1. Schneiden Sie das Obst oder Gemüse in Scheiben. Festes Gemüse (Möhren etc.) vorher kurz blanchieren.
2. Ziehen Sie die Lebensmittel auf Schnüre auf oder legen Sie sie auf aufgespannter Gaze oder Stoff aus.
3. Platzieren Sie die Lebensmittel an einem warmen und luftigen Ort. Nicht ins direkte Sonnenlicht legen und vor Insekten schützen. Lassen Sie das Trockengut so lange dort, bis es den gewünschten Trockenheitsgrad erreicht hat.

Fleisch trocknen/pökeln:

1. Tupfen Sie das Fleisch gut ab und legen Sie es komplett in Zucker oder Nitritpökelsalz ein.
2. Nehmen Sie das Fleisch nach zwei Tagen heraus und waschen Sie den Zucker bzw. das Pökelsalz ab. Gut abtupfen.
3. Umschließen Sie das Fleisch komplett mit Salz, geben Sie auf Wunsch Gewürze hinzu.
4. Das Fleisch nach zwei Tagen wieder herausnehmen und abwaschen, danach gut abtupfen.
5. Hängen Sie das Fleisch an einem kühlen, luftigen Ort auf. Als Schutz vor Insekten können Sie es beispielsweise in eine Feinstrumpfhose stecken. Lassen Sie das Fleisch mindestens eine Woche hängen.

Einwecken/Einkochen:

Beim Einwecken oder Einkochen wird Nahrung zuerst erhitzt bzw. gekocht, um sie keimfrei zu machen. Danach wird durch Luftabschluss verhindert, dass neue Keime eindringen können. Eingekochte Nahrungsmittel sind ohne Kühlung zwischen sechs Monaten und mehreren Jahren haltbar. Einkochen können Sie beinahe alles, zum Beispiel Gemüse, Obst, Backwaren und Fleisch.

Sie benötigen einen Kocher sowie Einmachgläser (auch Weckgläser genannt). Diese Gläser sind mit Schraubverschluss oder Klappverschluss erhältlich. Das Vorgehen unterscheidet sich je nachdem, was Sie einkochen. Manchmal verwenden Sie Salzwasser, manchmal Zuckerwasser, manchmal muss die Temperatur 80 °C betragen, manchmal 100 °C usw. Hier lohnt es sich, ein Kochbuch mit entsprechenden Rezepten anzuschaffen. Generell gehen Sie so vor:

1. Zuerst sterilisieren Sie die Gläser, Deckel & Gummiringe (wenn vorhanden). Geben Sie dazu die Materialien in einen großen Topf und füllen Sie Wasser und etwas Essig hinein. Dann aufkochen lassen und alles ca. fünf Minuten im kochenden Wasser lassen.
2. Füllen Sie den Inhalt je nach Rezept ins Glas. Fügen Sie nach Rezept Salz- oder Zuckerwasser hinzu und setzen Sie den Deckel mit Gummiring und Klammern (wenn vorhanden) auf.
3. Erhitzen Sie das Glas nach Rezept im Wasserbad. Stellen Sie die Einkochgläser nicht direkt auf den heißen Topfboden, sondern legen Sie immer ein Tuch o.ä. darunter.
4. Nehmen Sie nach Ablauf der Einkochzeit die Gläser heraus und lassen Sie sie vorsichtig abkühlen. Nach dem Abkühlen entfernen Sie die Klammern (wenn vorhanden).

Räuchern:
Um bereits gesalzene oder getrocknete Lebensmittel noch länger haltbar zu machen, eignet sich das sogenannte Kalträuchern. Dafür kaufen Sie sich am besten einen kleinen Räucherschrank mitsamt dem passenden Holzmehl. Dann bringen Sie das Holzmehl zum Glimmen und lassen den Rauch über einen längeren Zeitraum auf die Lebensmittel einwirken. Der Rauch tötet Mikroorganismen und härtet die Oberfläche der Lebensmittel, wodurch Mikroorganismen und Insekten weniger Angriffsfläche haben.

So packen & tragen Sie einen Rucksack richtig

Ein schlecht gepackter Rucksack ist wie ein extrem weicher Sessel: Zu Beginn fühlt sich noch alles gut an, das Material schmiegt sich an Ihren Rücken. Doch schon nach kurzer Zeit bemerken Sie, dass die Bequemlichkeit verschwunden ist und Ihr Rücken weh tut. Um das zu vermeiden ist es immens wichtig, den Rucksack richtig zu packen und später beim Tragen ein paar einfache Regeln zu beachten.

Einen Rucksack richtig zu packen sollte einfach sein – das Schwere unten rein, das Leichte oben drauf, zuschnüren, aufsetzen, fertig. Richtig? Leider nein. Stellen Sie sich einen Akrobaten vor, der auf einem Seil balanciert und das Gleichgewicht halten muss. Wenn Sie ihm einen Ziegelstein auf Hüfthöhe an den Rücken binden, muss er sich nun aktiv nach vorne lehnen, damit ihn das Gewicht nicht nach hinten zieht. Denn der Stein liegt auf gleicher Höhe oder sogar unterhalb des Körperschwerpunkts in der Hüfte. Wenn wir den Stein dagegen oberhalb des Körperschwerpunktes anbringen, etwa auf Höhe der Schulterblätter, fällt der Gewichtsausgleich nach vorne und hinten weg. Genauso können Sie es mit Ihrem Rucksack machen. Deshalb lautet die Packregel: Unten das Leichte, mittig bis oben und nah am Rücken das Schwere. Leichte Gegenstände sind z. B. der Schlafsack oder normale Kleidung, zu den schweren Sachen gehören z. B. dicke Jacken, ein Zelt, Proviant oder Brennstoff. Mittelschwere Ausrüstungsgegenstände stecken Sie in die Seitentaschen – so sind diese häufig benötigten Sachen auch immer schnell zur Hand.

Der Rücken ist dank der Schwerpunkt-Verlagerung nun entlastet. Doch umso höher der Schwerpunkt Ihres Rucksacks liegt, desto instabiler werden Sie. Im ebenen Gelände ist das kein Problem, unser Körper kann das Gleichgewicht problemlos halten – vor allem, wenn Sie einen oder zwei Stöcke haben. Wenn Sie allerdings im Gebirge oder in unebenem Gelände unterwegs sind, kann es von Vorteil sein, den Schwerpunkt des Rucksacks eher weiter nach unten zu setzen.

Bevor es aber mit dem richtig gepackten Rucksack endlich losgehen kann, sollten Sie sich noch mit dem Gurtsystem vertraut machen. Denn nur, wenn Sie richtig mit den verschiedenen Gurten umgehen, können Sie den Rucksack dauerhaft bequem tragen. Den Rucksack richtig packen ist eben nicht alles – ihn richtig tragen ist mindestens genauso wichtig.

Das Gewicht Ihres Rucksacks sollte nicht auf den Schultern, sondern auf den Hüften liegen. Wenn Sie den Rucksack aufsetzen, lockern Sie zunächst den Hüft- und die Schultergurte. Lehnen Sie sich beim Aufsetzen nach vorne und machen Sie dann als Erstes den Hüftgurt fest. Ziehen

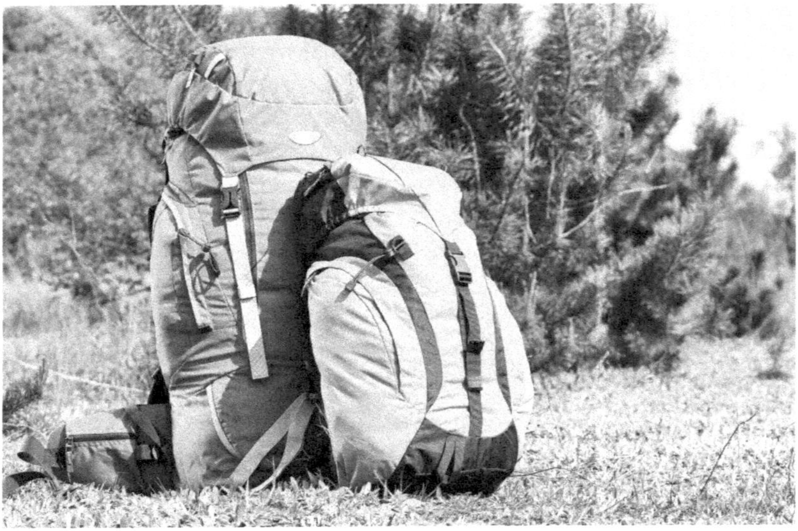

Mit einem gut gepackten Rucksack bleiben Sie längere Zeit mobil.

Sie dann die Schultergurte etwas zu und richten Sie sich wieder auf. Nun sollte der Rucksack nach unten rutschen und durch den Hüftgurt an Ihrer Hüfte gebremst werden. Zwischen Ihre Schultern und die Schultergurte sollten Sie noch einen Finger schieben können. Schließen Sie außerdem noch den Brustgurt.

Ihre Hüfte wird nun recht stark belastet. Sie müssen verhindern, dass dadurch Ihre Haut aufgerieben wird. Wenn es zu Reibung kommt, polstern Sie die Stelle zwischen Hüfte und Hüftgurt mit einem Tuch oder Schal.

Wenn Sie merken, dass Ihre Hüfte zu stark belastet wird, straffen Sie die Schultergurte und entlasten Sie den Hüftgurt. Nun liegt das Gewicht für einige Zeit auf Ihren Schultern, bevor Sie die Gurte wieder wechseln. So hat Ihr Körper Zeit, sich zu erholen und Sie können auch lange Strecken ohne Belastungserscheinungen bewältigen. Zusammengefasst:

- Beim Packen unten das Leichte, oben das Schwere.
- In schwierigem Gelände den Schwerpunkt eher weiter nach unten verlagern, um einen stabileren Stand zu haben.
- Tragen Sie das Gewicht des Rucksacks auf Ihrer Hüfte und straffen Sie abwechselnd die Schultergurte und den Hüftgurt, um Ihren Körper zu entlasten.

So leisten Sie Erste Hilfe im Krisenfall

Die Grundlagen der Ersten Hilfe können Sie in günstigen Ersthelfer-Kursen erlernen, weshalb wir an dieser Stelle nicht näher darauf eingehen werden. Stattdessen geht es um das richtige Vorgehen in krisenbedingten Notsituationen, in denen unsere Rettungsdienst-Infrastruktur nicht im gewohnten Maß zur Verfügung steht. In solchen Fällen müssen Sie mit veränderten Umständen zurechtkommen, wenn Sie Verletzungen oder lebensbedrohliche Zustände zu versorgen haben:

- Der Rettungsdienst kommt nicht oder erst sehr viel später als gewohnt.
- Es steht eventuell kein oder unzureichendes Erste-Hilfe-Material zur Verfügung. Improvisation ist notwendig.
- Auch unscheinbare Verletzungen können wegen der erhöhten Infektionsgefahr auf lange Sicht lebensgefährlich werden.
- Die in Not geratene Person muss eventuell von Ihnen aus einer misslichen Lage gerettet werden, z.B. aus einem Trümmerhaufen, einer Grube, einer Schlucht oder einem Gewässer.
- Sie müssen die Person eventuell über einen längeren Zeitraum (Stunden, Tage) versorgen.
- Sie müssen die Person eventuell zum Arzt oder ins Krankenhaus transportieren.
- Im Epidemiefall müssen Sie verstärkt darauf achten, sich selbst nicht zu infizieren.

Im Folgenden finden Sie einige Anleitungen und Tipps, wie Sie derartige Situationen trotz der widrigen Umstände meistern können. Denken Sie daran, dass es sich hier um Erste-Hilfe-Maßnahmen unter improvisierten Bedingungen handelt, nicht um abschließende Therapien. In vielen Fällen ist es unumgänglich, möglichst schnell medizinisches Fachpersonal aufzusuchen.

Bei allem gilt: Wenn Sie es vorher nicht trainieren, werden Sie das Wissen im Ernstfall vermutlich nicht abrufen können. Besuchen Sie deshalb neben dem Standard-Ersthelfer-Kurs auch Lehrgänge für die weitergehende Erste Hilfe, beispielsweise solche für Trekking-Guides oder in Survival-Kursen.

EINE RETTUNGSDECKE RICHTIG EINSETZEN: Rettungsdecken stammen aus der Raumfahrt und Bergrettung, sind mittlerweile aber überall in der Ersten Hilfe verbreitet und einfach zu bekommen. Die Aluminiumschicht auf einer Rettungsdecke reflektiert die warme Infrarotstrahlung Ihres Körpers, die Eigenwärme wird sozusagen unter der Decke gestaut. Die Kunststoffschicht schützt Sie zusätzlich vor Wind und Nässe. Diese Decke kann Ihnen wirklich das Leben retten – allerdings nur, wenn Sie sie richtig benutzen.

Was eine Rettungsdecke nicht kann, ist isolieren. Das bedeutet, wenn Sie sich oder eine andere Person mit solch einer Decke aufwärmen wollen, müssen Sie

- eine Isolierung zum kalten Boden herstellen, z.B. mit einer Isomatte oder ausgebreiteten Jacken, sowie
- die Decke so um den Körper legen, dass sie nicht direkt auf der nackten Haut anliegt. Es muss eine Luftschicht zwischen Decke und Körper verbleiben, die von der reflektierten Wärmestrahlung aufgeheizt werden kann. Am besten ist es, den Körper komplett zu umwickeln.

Welche Seite der Rettungsdecke zeigt nun zum Körper? In den Gebrauchsanweisungen der Einweg-Decken steht häufig, dass die Silberseite für den Kälteschutz zum Körper hin zeigen soll, für den Hitzeschutz vom Körper weg. Das ist technisch gesehen richtig, aber die Ausrichtung der Silberseite ist nicht ausschlaggebend für die Wirkung der Decke.

Für einen Kälteschutz ist es bei einer Einweg-Rettungsdecke egal, welche Seite zum Körper zeigt. Lassen Sie sich davon also nicht verrückt machen, wenn Sie eine solche Decke in einer Notsituation einsetzen wollen. Beide Seiten der Decke reflektieren die Infrarotstrahlung etwa gleich gut. Nur bei einer wiederverwendbaren Rettungsdecke sollte auf jeden Fall die Silberseite zum Körper zeigen, da die Plane auf der anderen Seite so dick ist.

Weiterhin ist es für den Kälteschutz entscheidend, dass kein Wind in den Raum zwischen Körper und Decke eindringt. Sonst wird die erwärmte Luft verwirbelt und der Wärmeeffekt geht verloren. Wenn Sie die Decke um den Körper legen, versuchen Sie zu erreichen, dass nur das Gesicht unbedeckt bleibt (ohnehin droht der größte Wärmeverlust an den Händen, Füßen und am Kopf). Sie können die Decke auf der untersten Kleidungsschicht tragen und dann Pullover, Jacke etc. darüber ziehen, um sie zu fixieren (vgl. oben S. 103f.).

Eine Rettungsdecke ist kein magischer Aufwärmer. Die Wärmeenergie muss irgendwo herkommen – und zwar vom Körper der Person, die die Decke trägt. Das bedeutet, bei einer bereits unterkühlten Person müssen

Sie wahrscheinlich noch weitere Maßnahmen ergreifen, um die Körpertemperatur wieder anzuheben. Nutzen Sie die Rettungsdecke auf jeden Fall, aber verlassen Sie sich nicht alleine darauf. Mehr zu diesem Thema finden Sie unten im Abschnitt »Unterkühlung und Hitzeschäden behandeln«.

Um sich vor Hitze zu schützen, können Sie die Rettungsdecke als Schattenspender aufspannen. Legen Sie sie dazu aber keinesfalls wie beim Kälteschutz um Ihren Körper, egal, welche Seite nach außen zeigt. Bei einer wiederverwendbaren Decke zeigt die Silberseite im Idealfall nach außen.

Übrigens hat eine Rettungsdecke noch viele weitere Verwendungsmöglichkeiten:

- Rettungssignale geben
- Wassertransport
- Wasser abkochen in einer Grube mit heißen Steinen
- Zunder
- Schutz vor Nässe und Wind
- Bau einer improvisierten Trage
- Bau einer Beckenschlinge bei Verletzungen des Beckens
- improvisierter UV-Schutz – direkt über das Gesicht gezogen lässt die Decke ca. acht Prozent des sichtbaren Lichts, aber nur ein Prozent der UV-Strahlung durch.[56]

→ Mehr dazu erfahren Sie in den entsprechenden Kapiteln dieses Buches.

UNTERKÜHLUNG & HITZESCHÄDEN BEHANDELN: Kälte und Hitze sind Ihr ständiger Begleiter, wenn Sie sich längere Zeit draußen aufhalten müssen (oder Ihre Heizung bzw. Klimaanlage nicht mehr funktioniert). Deshalb gehören Unterkühlungen und Erfrierungen, aber auch Schäden durch zu viel Sonne oder Hitze zu den häufigsten gefährlichen Zuständen, die im Krisenfall auftreten.

Damit der Stoffwechsel im Körper optimal funktioniert, sollte die Körperkerntemperatur zwischen 36 und 37 °C liegen. Alles darunter oder darüber gilt es zu vermeiden. Eine Unterkühlung (Hypothermie) beginnt schleichend, entwickelt sich aber schnell zu einem ernsten Problem. Eine schwere Hypothermie ist ein lebensbedrohliches Krankheitsbild, das mit Herzrhythmusstörungen einhergehen kann. Es gibt vier Phasen, von denen man als medizinischer Laie drei Phasen selbst behandeln kann. Diese unterscheiden sich durch deutlich erkennbare Symptome und erfordern jeweils andere Handlungsmaßnahmen. Sobald Sie draußen sind, halten Sie immer die Augen offen nach den Anzeichen einer Unterkühlung bei Ihren Mitmenschen und bei sich selbst. Das gilt besonders bei windigem und/oder nassem Wetter und auch dann, wenn es gar nicht so kalt scheint. Faustregel: Sobald Sie im T-Shirt frieren, können Sie auch auskühlen.

→ Bei allen Phasen der Unterkühlung gilt: Wenn es geht, rufen Sie einen Krankenwagen oder sorgen Sie dafür, dass die Person ärztlich behandelt wird.

Besonders gefährlich ist eine Unterkühlung, wenn die Person erschöpft ist, Alkohol oder Tabak konsumiert oder sonstige Drogen genommen hat. Auch Hitze kann lebensgefährliche Zustände verursachen. Dabei unterscheiden wir vor allem zwischen dem Sonnenstich und dem Hitzschlag. Ein Sonnenstich tritt ein, wenn die Sonne für einen längeren Zeitraum direkt auf Kopf und Nacken strahlen kann. Hirnhaut und Hirngewebe können sich dadurch entzünden. Sie erkennen einen Sonnenstich an Kopfschmerzen, Übelkeit, Schwindel, Nackenschmerzen und Benommenheit. Wenn Sie diese Symptome beobachten, bringen Sie die betroffene Person an einen schattigen Ort und positionieren Sie sie in einer Rückenlage mit leicht erhöhtem Kopf und Nacken. Geben Sie der Person viel Wasser, aber kein eiskaltes. Auch kalte Umschläge an Kopf und Nacken können helfen. Sollte sich der Zustand nach mehreren Stunden nicht verbessern oder gar verschlechtern – mit weiteren Symptomen wie Desorientiertheit, Verwirrtheit, Agitation oder eingetrübtem Bewusstsein bis zu Bewusstlosigkeit oder Delirium –, suchen Sie wenn möglich einen Arzt auf.

Der Hitzschlag tritt ein, wenn der gesamte Körper überhitzt. Das passiert zum Beispiel bei schwerer Arbeit in heißer Umgebung. Die Symptome ähneln denen des Sonnenstichs. Dazu kommen trockene Haut, Fieber, Krämpfe und Bewusstseinsstörungen. Auch die Handlungsmaßnahmen ähneln sich. Ein Hitzschlag ist meist deutlich gefährlicher als ein Sonnenstich und Sie sollten, wenn möglich, sofort einen Arzt aufsuchen.

Die besten Maßnahmen gegen Unterkühlungen und Hitzeschäden sind vorbeugend. Gehen Sie immer aus dem Haus mit dem Gedanken, dass es kälter oder heißer werden kann, als Sie erwarten. Lesen Sie aufmerksam das Kapitel »So halten Sie sich warm und trocken« (→ S. 98ff.). Schützen Sie insbesondere Ihren Kopf mit einer Mütze, einem Hut, einer

Kapuze oder einem Tuch vor Sonne und Kälte. Achten Sie darauf, genug zu trinken (bei normalen Alltagsaktivitäten ca. zwei Liter am Tag, bei Hitze und hoher Aktivität doppelt bis drei Mal so viel).

Phase 1: Leichte Unterkühlung (< 35 – 32 °C)

Anzeichen / Symptome	Behandlung
Kalte Hände und Füße Zittern Bläulich-blasse Haut Beschleunigter Herzschlag Beschleunigte Atmung	• Person schützen vor Nässe, Wind und Bodenkälte • Person in einen trockenen, normal temperierten Raum bringen • Nasse Kleidung entfernen • Person langsam vom Rumpf her aufwärmen (z. B. mit Decken), keine Hitzequellen (Feuer etc.) in die direkte Nähe bringen • Warme & süße Getränke geben • In Bewegung halten, wenn ansonsten keine Verletzungen (z. B. Brüche) vorliegen

Phase 2: Mittlere Unterkühlung (< 32 – 28 °C)

Anzeichen / Symptome	Behandlung
Apathie, Teilnahmslosigkeit Zittern hört auf Gräuliche Haut Unregelmäßige Atmung Herzschlag verlangsamt Achtung, es drohen Sauerstoffmangel & Kreislaufstillstand	• Person immobilisieren & in stabile Seitenlage bringen • Arme und Beine so wenig wie möglich bewegen (sonst Gefahr, dass kaltes Blut zum Körperkern fließt) • Nasse Kleidung bewegungsarm mit Schere entfernen • Transport nach Möglichkeit vermeiden, bis Symptome von Phase 1 erkennbar sind • Kein Massieren oder Rubbeln der Gliedmaßen • Person vor Bodenkälte schützen • Person mit Decken vom Rumpf her langsam aufwärmen • Warmen gezuckerten Tee zuführen

Phase 3: Kälteidiotie (< 28 – 24 °C)

Anzeichen / Symptome	Behandlung
Körperliche Aktivität & Schwitzen Person entkleidet sich	• Person immobilisieren und langsam aufwärmen (siehe Phase 2) • Bei eintretender Bewusstlosigkeit in stabile Seitenlage bringen • Bei Herzstillstand Herz-Lungen-Wiederbelebung

Phase 4: Scheintod (< 24 °C)

Anzeichen / Symptome	Behandlung
Keine oder minimale Vitalzeichen: kein Puls tastbar, keine Atmung sichtbar	• Medizinische Personal und medizinische Geräte notwendig. Noch reversibel.

ERFRIERUNGEN & VERBRENNUNGEN BEHANDELN: Eine lokale Kälte- oder Hitzeeinwirkung führt zu Erfrierungen oder Verbrennungen. Im Falle der Erfrierung tritt dies besonders häufig an Fingern, Zehen, den Ohrläppchen oder der Nasenspitze auf und meist im Zusammenhang mit einer Unterkühlung des Körpers. Verbrennungen werden Ihnen vor allem durch heiße Flüssigkeiten oder Feuereinwirkung begegnen. Beide Zustände schädigen den Körper auf ähnliche Weise, weshalb wir sie hier gemeinsam besprechen.

Bei Verbrennungen und Erfrierungen gibt es vier Schweregrade:

Grad 1	gerötete Haut, Schwellungen, Schmerzen → meist vollkommen reversibel
Grad 2	beginnend: blau-rötliche Hautfärbung, Blasenbildung, Schmerzen fortgeschritten: Rötung, Blasenbildung, kaum Schmerzen → bei größeren Hautarealen (> 10 %) Lebensgefahr, sonst meist vollkommen reversibel
Grad 3	schwarze, weiße oder graue lederartige Haut (Nekrose), keine Schmerzen, Verlust der Oberflächensensibilität (zerstörte Nervenenden) → Lebensgefahr
Grad 4	schwarzes Gewebe, keine Schmerzen, tiefer liegende Schichten mitbetroffen (z. B. Muskeln, Fett, Faszien, Knochen) → Lebensgefahr

Kühlen Sie leichte Verbrennungen mit lauwarmem Wasser oder mit feuchten Tüchern, um Schmerzen zu lindern. Bei großflächigen Verbrennungen hat dies allerdings keinen nennenswerten Effekt. Entfernen Sie Kleidung und Schmuck über den Verletzungen – jedoch nicht Kleidungsreste, die auf der Haut haften.

Erfrorene Körperstellen dürfen nicht gerieben oder bewegt werden. Wärmen Sie sie erst auf, wenn Sie sicherstellen können, dass es nicht erneut zu einer Kälteeinwirkung kommt. Behandeln Sie außerdem immer die wahrscheinlich zugrundeliegende Unterkühlung des gesamten Körpers. In jedem Fall muss das Aufwärmen langsam und behutsam vor sich gehen.

Decken Sie die betroffenen Stellen steril ab, sodass keine äußeren Keime einwirken können. Finger und Zehen sollten dabei einzeln verbunden werden. Wenn Sie flüssigkeitsgefüllte Blasen sehen, stechen Sie diese auf keinen Fall an.

Ab Verbrennungen oder Erfrierungen des zweiten Grades sollten Sie einen Arzt aufsuchen. Wenn dies nicht sofort möglich ist, sorgen Sie dafür, dass die betroffenen Stellen so lange wie möglich steril bleiben und die verletzte Person ausreichend Schmerzmittel, Wasser und Nahrung sowie psychische Unterstützung bekommt.

Bei Verbrennungen und Erfrierungen des dritten und vierten Grades stirbt das Gewebe ab. Unter anderem dadurch kann es zu einer lebensgefährlichen Sepsis kommen. Wenn eine solche schwere Schädigung nur ein einzelnes Körperglied (Hand, Arm, Fuß, Bein) betrifft und eine sofortige ärztliche Versorgung unmöglich ist, kann es dienlich sein, das Glied mittels eines Tourniquets komplett abzuschnüren, um eine Sepsis zu verhindern. Wie Sie ein Tourniquet einsetzen, erfahren Sie im nächsten Abschnitt.

VERLETZUNGEN DER HAUT UND KRITISCHE BLUTUNGEN VERSORGEN: Wie Sie Schnitte, Kratzer, Abschürfungen und ähnliche kleine Verletzungen der Haut versorgen, lernen Sie am besten in einem Erste-Hilfe-Kurs. Als Ergänzung zu Pflaster und Kompresse sei noch eine Alternative erwähnt, die in Krisenlagen von Vorteil ist: Sekundenkleber. Handelsüblicher Sekundenkleber auf der Basis von Cyanacrylat ist biologisch abbaubar und ungiftig. Sie können ihn also dafür verwenden, kleinere Schnitte in der Haut – nach einer ausreichenden Desinfektion – zu verkleben. Das hat den zusätzlichen Vorteil, dass die Wunde geschlossen ist und keine Keime mehr eindringen können. Achtung, bei der Anwendung von Sekundenkleber bringen Sie einen Fremdstoff in die Wunde ein. Das ist immer mit einem Risiko verbunden. Verwenden Sie den Kleber daher nur in einer außergewöhnlichen Lage, nicht in einer alltäglichen Erste-Hilfe-Situation! Achten Sie unbedingt darauf, dass die Wunde vor dem Verschließen gesäubert wurde – alle Keime und Schmutzpartikel werden sonst unter der Haut eingeschlossen.

Bei zu großen oder stark blutenden Wunden funktioniert das Kleben jedoch nicht mehr. Dann müssen Sie einen Druckverband anlegen. Neben der bekannten »Bauform« aus Kompresse, Mullbinde und Druckstück gibt es auch bereits fertige Druckverbände, die auch als Israeli-Bandagen bezeichnet werden. Diese bestehen aus einem elastischen Material und haben den Druckpunkt meist schon mit verbaut, somit sind sie deutlich schneller, einfacher und fester anzulegen.

Wenn Sie eine Blutung auch mit einem Druckverband oder einer Israeli-Bandage nicht gestillt bekommen, müssen Sie das betroffene Glied teilweise oder ganz abbinden. Am Torso oder Hals sind derartige Blutungen ohne Arzt und Krankenhaus praktisch unmöglich zu versorgen. Zum

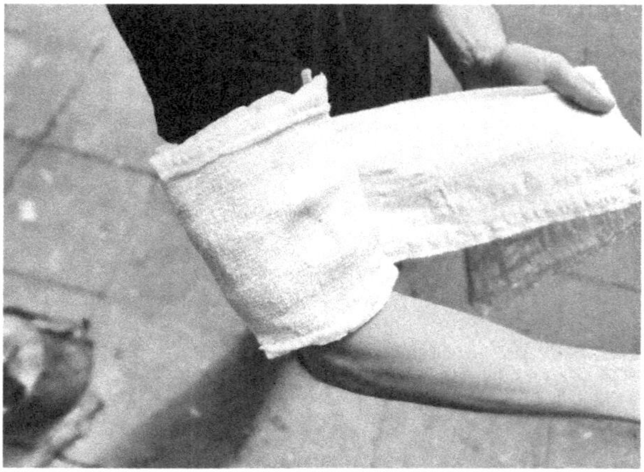

Eine Israeli-Bandage ist ein nützliches Tool bei größeren Verletzungen.

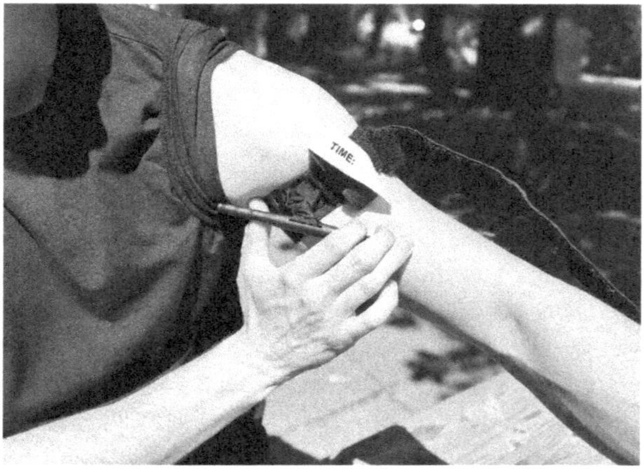

Mit dem Tourniquet können Sie im Notfall stark blutende Glieder abbinden.

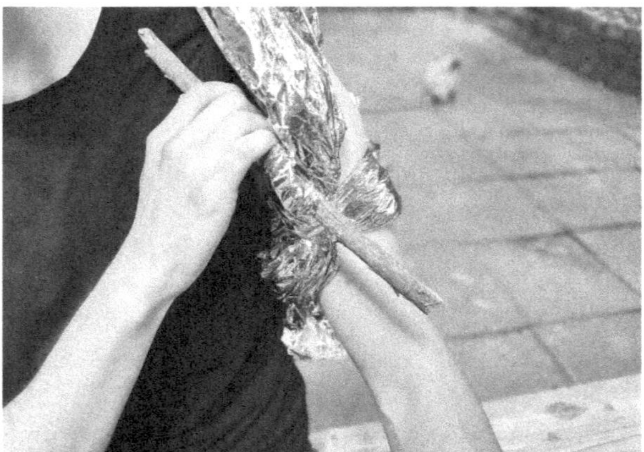

Mit Rettungsdecke und Stock lässt sich ein Tourniquet auch improvisieren.

Abbinden eines Armes oder Beines nehmen Sie einen Schal, eine Rettungsdecke oder ein Dreieckstuch sowie einen Knebel – oder Sie haben ein fertiges Tourniquet da. Das Abbinden mit einem Gürtel funktioniert übrigens nicht, da Sie durch das Festziehen des Gürtels unmöglich den benötigten Druck erzeugen können. Das geht nur mit einem sich drehenden Knebel.

Setzen Sie das Tourniquet so weit wie möglich an der Schulter bzw. im Schritt an, fixieren Sie es und drehen Sie es zu, bis die Blutung stoppt. Notieren Sie sich den Zeitpunkt, zu dem Sie das Tourniquet zugedreht haben. Sobald Sie ein Körperglied abbinden, drehen Sie nämlich den Sauerstoffhahn zu. Nach etwa zwei Stunden beginnt das Gewebe abzusterben und Blutgerinnsel können in die Blutbahn gelangen (Thrombose). Dann darf das Tourniquet auf keinen Fall mehr geöffnet werden, nur ein Arzt fasst es noch an. Ein voll zugedrehtes Tourniquet, das mehr als zwei Stunden angelegt ist, bedeutet meist, dass der Verletzte das Bein oder den Arm verlieren wird. Wenden Sie diese Methode deshalb nur im äußersten Notfall an!

BRÜCHE VERSORGEN: Ein Knochenbruch kann als geschlossener oder offener Bruch vorliegen. In beiden Fällen sind Anzeichen für den Bruch starke Schmerzen, eine unnatürliche Stellung des Körperglieds sowie eine sogenannte Schonhaltung, d.h. eine unnatürliche Körperstellung, in die der Verletzte sich instinktiv begibt, um das gebrochene Glied zu schützen.

Das verletzte Glied sollte so wenig wie möglich bewegt werden. Handelt es sich um einen offenen Bruch, versorgen Sie zuerst die offene Wunde, indem Sie grobe Verschmutzungen entfernen und eine keimfreie Wundauflage anwenden. Stellen Sie dann das Körperglied ruhig, indem Sie eine Schiene bauen. Es gibt dafür sogenannte Splint-Schienen, die aus einem gepolsterten Metallgitter bestehen und sich perfekt ans Körperglied anpassen. Wenn Sie improvisieren müssen, nutzen Sie alles, was lang und fest ist: Äste, Trekkingstöcke, Stifte. Bei einem Finger- oder Zehenbruch fixieren Sie das Glied, indem Sie es an ein Nebenglied binden.

Brüche der Wirbel- und Halswirbelsäule können auch bei geringer Sturzintensität eintreten. Klagt der Betroffene über Taubheitsgefühl, Kribbeln oder Lähmung, stellen Sie den Körper komplett ruhig. Der Betroffene sollte nur dann auf eigene Faust transportiert werden, wenn es absolut nötig ist. Es handelt sich hierbei um keinen lebensbedrohlichen Zustand. Wenn professionelle Hilfe zu erwarten ist, kann auch mehrere Stunden darauf gewartet werden.

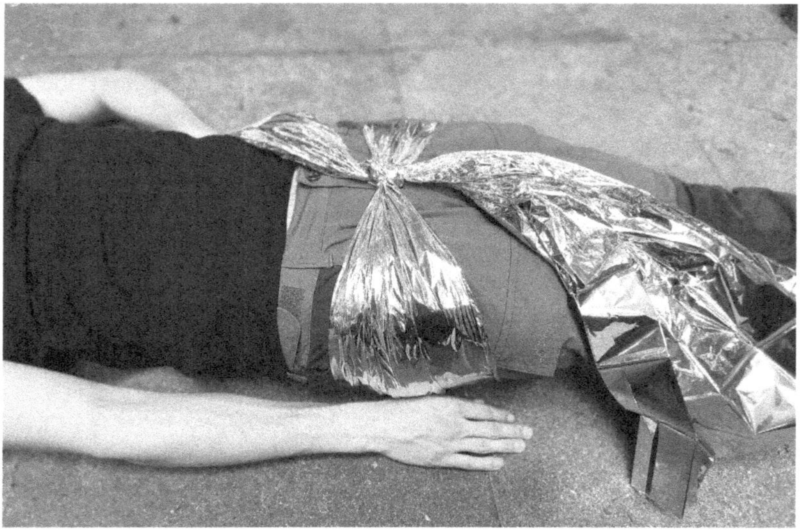

Eine Rettungsdecke ist auch nützlich, um eine improvisierte Beckenschlinge zu binden.

Einen Beckenbruch erkennen Sie an einem schief- oder hochstehenden Becken. Meist treten heftige Schmerzen auf und es kann damit einhergehend zu starken Blutungen kommen. Legen Sie eine Beckenschlinge mit improvisierten Mitteln wie z. B. einer Rettungsdecke oder langen Stoffteilen, um unter mäßigem Zug das Becken zu fixieren. Es besteht Lebensgefahr – versuchen Sie also, wenn möglich, einen Arzt herbeizuschaffen.

Häufig erleidet der Verletzte gleichzeitig zum Bruch auch einen Schock. Versuchen Sie deshalb, den Betroffenen behutsam auf den Rücken zu legen und die Beine hoch zu lagern. Sprechen Sie mit der verletzten Person und – sofern sie klar, orientiert und wach erscheint – führen Sie Wasser und Nahrung zu.

INFEKTIONEN VERHINDERN & BEHANDELN: Unter normalen Bedingungen müssen Sie sich als Ersthelfer sich um eine Sache gar keine Gedanken machen: Infektionen. Denn es ist einfach, an sterile Verbandsmaterialien zu kommen. Und wenn die Verletzung doch schlimmer ist, kümmert sich medizinisches Personal darum. Daher kann es schnell passieren, die Gefahr durch Infektionen aus dem Blick zu verlieren. Das wäre aber ein fataler Fehler – jede noch so kleine Wunde kann unter Krisenbedingungen problematisch werden, wenn Krankheitserreger eindringen und sie infizieren.

Eine infizierte Wunde erkennen Sie an folgenden Merkmalen:

- Rötung
- Schwellung
- Wärmegefühl in der Wunde
- Schmerzen
- Bewegungseinschränkung
- verzögerte Wundheilung
- Eiterbildung

Um zu verhindern, dass es überhaupt dazu kommt, müssen Sie offene Wunden stets keimfrei halten. Das ist unter schwierigen Bedingungen leichter gesagt als getan. Im besten Falle haben Sie sauberes Wasser, originalverpacktes Verbandsmaterial sowie Desinfektionsmittel wie Octenisept oder 3%-iges Wasserstoffperoxid zur Hand. Spülen Sie die Wunde mit Wasser ab (ggf. mit leichtem Druck aus einer Spritze), behandeln Sie sie mit dem Desinfektionsmittel und decken Sie sie mit einem sterilen Wundverband ab. Wechseln Sie den Verband etwa alle zwei Tage und säubern bzw. desinfizieren Sie die Wunde dann erneut.

Wenn Sie kein Desinfektionsmittel haben, müssen Sie improvisieren. Nutzen Sie dazu Alkohol oder Umschläge mit Kamille, Schafgarbe oder Spitzwegerich. Um eine saubere Wunde zu verschließen, nutzen Sie den schon erwähnten Sekundenkleber oder gereinigtes (d.h. erwärmtes und durch ein Sieb geflossenes) Harz. Wenn Sie keine sterilen Verbände haben, nutzen Sie Stoff aus Baumwolle oder Leinen. Um den Stoff zu desinfizieren, kochen Sie ihn in Wasser ab.

Sollte es doch zu einer Infektion kommen, müssen Sie schnell handeln. Spülen Sie die betroffene Stelle regelmäßig mit klarem Wasser, steriler Kochsalzlösung oder einem Antiseptikum (dabei die Abfließrichtung beachten). Beobachten Sie genau den Verlauf der Infektion: Gibt es Schwellungen oder dunkle Verfärbungen in Richtung des Herzens? Wenn ja, unterbrechen Sie den Blutstrom vor der infizierten Stelle (vergleichen Sie dazu den Abschnitt über die Anwendung eines Tourniquets, → S. 141).

Markieren Sie den Beginn der entzündeten Blutstrombahn mit einem Stift, einem Stück Kohle oder Ähnlichem. Eine Infektion der Blutstrombahn ist zunächst nicht lebensbedrohlich, trotzdem sollten Sie diese schnell unterbinden (Druckverband oder Tourniquet). Die Markierung dient dazu, dass ein später hinzukommender Arzt eine Vorstellung hat, wie schnell die Infektion Richtung Herz vordringt.

Eine infizierte Wunde kann eine sogenannte Sepsis auslösen. Diesen lebensbedrohlichen Zustand erkennen Sie an folgenden Merkmalen:

- Verwirrtheit
- beschleunigte und flache Atmung (mehr als 20 x Atmen pro Minute)
- schneller Herzschlag mit mehr als 90 Schlägen pro Minute
- niedriger Blutdruck
- verminderte Harnausscheidung infolge von Nierenfunktionsstörung
- erhöhte Körpertemperatur über 38 °C mit Schüttelfrost oder verringerte Körpertemperatur unter 36 °C

Wenn es zu einer Sepsis kommt und keine professionelle medizinische Hilfe erreichbar ist, verabreichen Sie Antibiotika (vergleichen Sie dazu den Abschnitt zu Antibiotika im Kapitel »Vorräte & Ausrüstung«, → S. 60f.). Auch die Wunde auszubrennen kann die Sepsis aufhalten. Wegen der damit verbundenen extremen Schmerzen sollte es aber ein Mittel der letzten Wahl sein.

TIERBISSE BEHANDELN: Die größte Gefahr bei Säugetierbissen besteht in der Infektionsgefahr, da Maul und Speichel in der Regel viele gefährliche Keime enthalten. Säubern und behandeln Sie deshalb die Wunde wie im Abschnitt »Infektionen verhindern« beschrieben (→ S. 142). Es kann sinnvoll sein, vorsorglich Antibiotika einzunehmen (vergleichen Sie dazu den Abschnitt über Antibiotika im Kapitel »Vorräte & Ausrüstung«, → S. 60f.). Stellen Sie außerdem sicher, dass Sie gegen Tetanus und ggf. auch gegen Tollwut geimpft sind.

In unseren Breiten gibt es nicht allzu viele Tiere, deren Biss giftig ist. Im Urlaub kann es Ihnen schon eher passieren, dass ein giftiges Tier Sie beißt, insbesondere Schlangen und Spinnen. Wenn möglich, machen Sie ein Foto des Tieres oder merken Sie sich dessen Aussehen, damit ein Arzt es identifizieren und das richtige Gegenmittel anwenden kann. Halten Sie dann Ihren Körper ruhig, um die Ausbreitung des Giftes nicht unnötig zu beschleunigen. Wenn der Biss am Arm oder Bein erfolgt ist, legen Sie eine Staubinde an – eine solche kennen Sie vielleicht vom Blutabnehmen. Die Staubinde übt Druck auf die oberflächlich gelegenen Venen aus, die das Blut zum Herzen transportieren. Die tieferliegenden Arterien bleiben in ihrer Funktion unberührt, die Staubinde bindet also nicht die komplette Blutzufuhr ab. Versuchen Sie nicht, die betroffene Stelle auszusaugen, anzuschneiden oder komplett abzubinden! Suchen Sie anschließend nach Möglichkeit einen Arzt auf.

EINE IMPROVISIERTE TRAGE BAUEN: Um einen Verletzten über eine lange Strecke zu transportieren, beispielsweise zu einem Arzt oder Versorgungslager, brauchen Sie eine Trage. Hierfür benötigen Sie zwei stabile Stangen oder mehrere Trekkingstöcke sowie eine Plane, ein Tarp, eine wiederverwendbare Rettungsdecke oder mehrere Jacken bzw. Pullover.

Bei der Variante mit Plane, Decke oder Tarp breiten Sie die Plane auf dem Boden aus und legen die Stangen parallel nebeneinander in dem Abstand, wie breit Sie die Trage haben wollen. Schlagen Sie dann beide Stangen in Richtung des anderen Endes der Plane so lange um, bis das letzte Stück der Plane auf der Oberseite der Trage liegt. Bevor Sie eine Person darauflegen, isolieren Sie die Liegefläche mit Jacken oder einer Isomatte.

Um eine Trage mit Jacken zu bauen, ziehen Sie die Ärmel in die Innenseite der Jacken und schließen Sie den Reißverschluss. Dadurch entstehen zwei stabile Schläuche, in die Sie die Stangen oder Trekkingstöcke einführen können. Legen Sie so viele Jacken hintereinander wie nötig, um die Trage lang genug zu machen.

Wenn Sie allein sind, können Sie auf dieselbe Art eine Schleiftrage bauen. Dafür müssen Sie die verletzte Person am Ende gegen Herunterrutschen sichern. Befestigen Sie ein Seil an einem der Tragegriffe (z.B. mit einem Mastwurf), führen Sie es am Körper des Verletzten entlang und schlagen Sie es mehrfach um die Füße. Führen Sie es dann wieder nach oben und befestigen Sie es am anderen Griff (wieder mit dem Mastwurf).

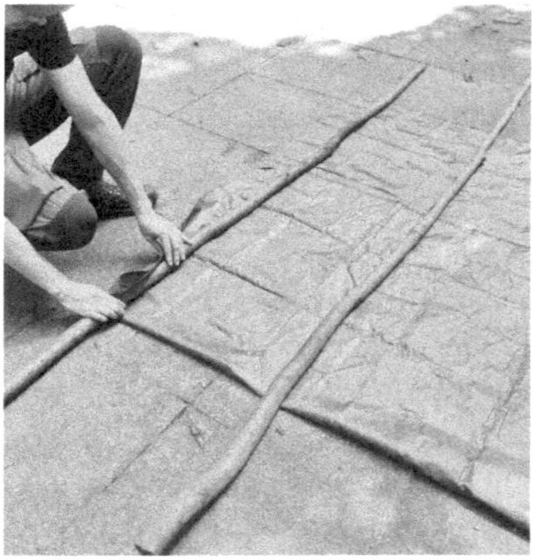
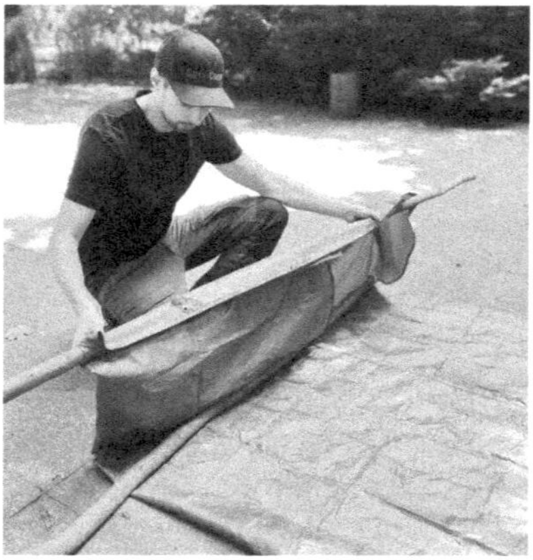
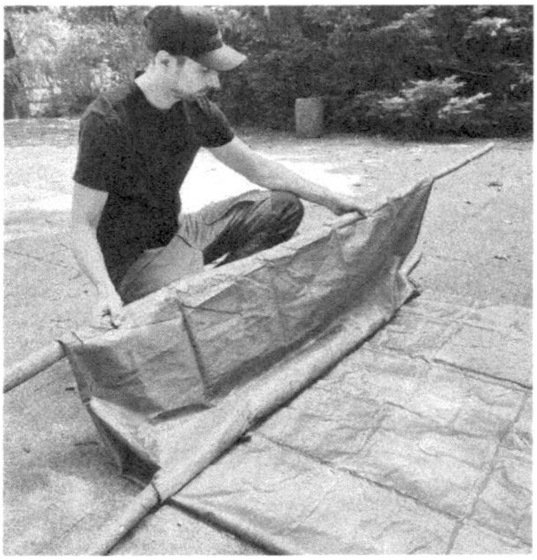
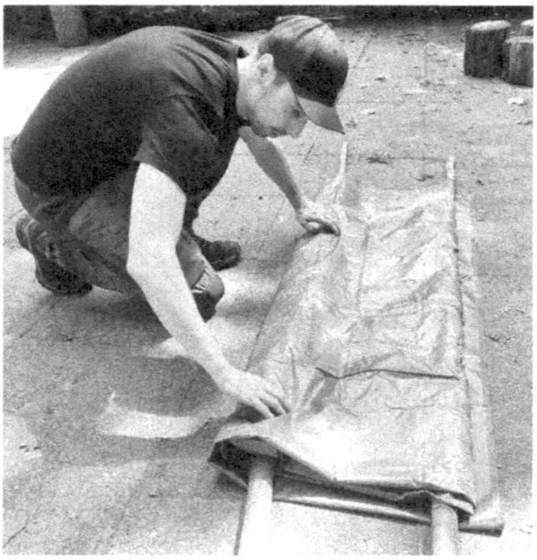
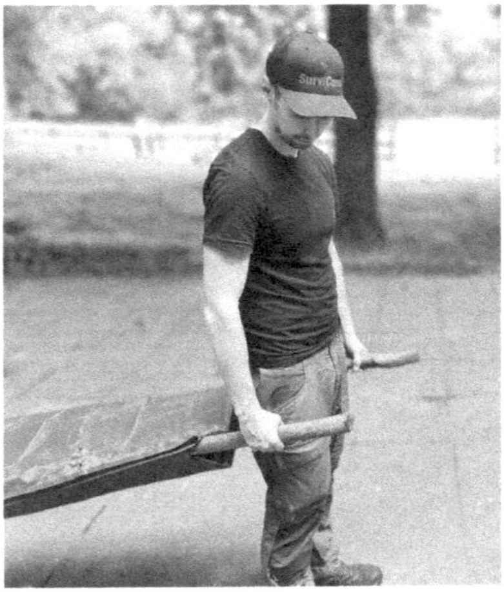

So bauen Sie eine Trage aus einer Plane (bzw. Tarp) und Stöcken.

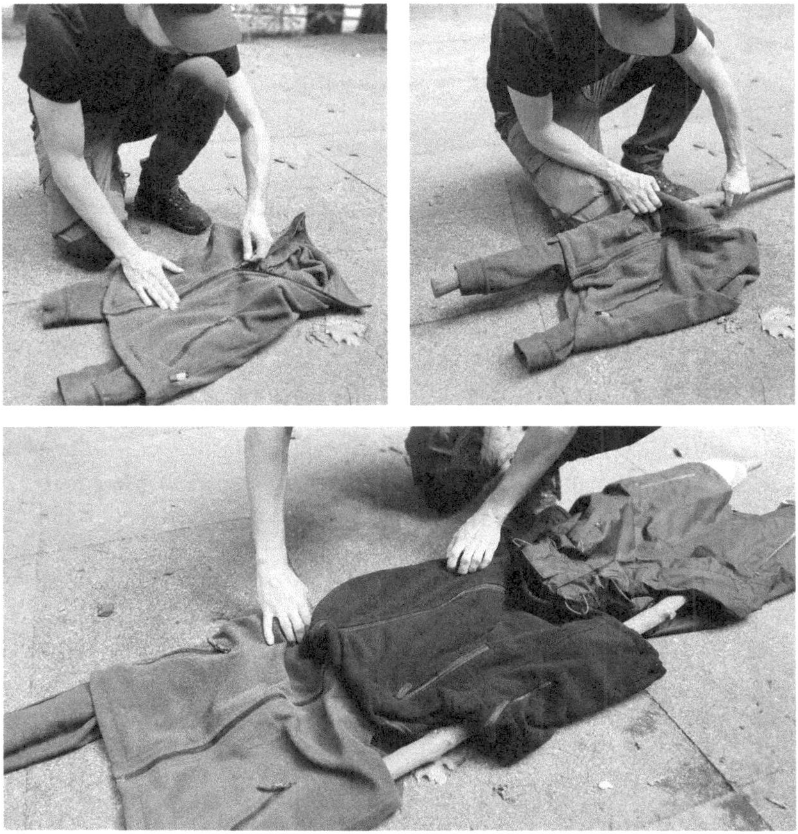

Auch mit umgekrempelten Jacken lässt sich eine Trage bauen.

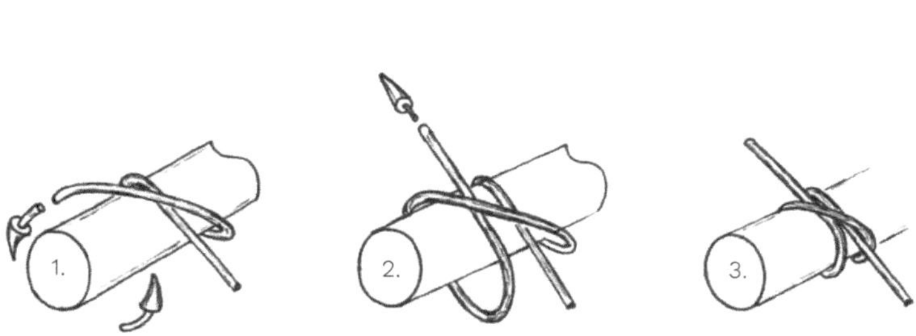

Mit einem Mastwurf befestigen Sie ein Seil schnell, fest und sicher an einem Stock. Bei Zug am Seil zieht der Mastwurf sich stärker zusammen und hält noch fester.

So verhindern Sie, dass Ihnen die Decke auf den Kopf fällt

Bei Krisen und Katastrophen passieren Dinge, über die wir keine Kontrolle haben. Das kann ein Gefühl von Hilflosigkeit und »Ausgesetztsein« erzeugen. Eine Gegenmaßnahme ist es, die Zeit damit zu verbringen, sachliche Informationen zu sammeln: Was genau ist passiert? Was haben wir noch? Was funktioniert noch? Bei einer Epidemie können Sie sich zum Beispiel darüber informieren, welche Verbreitungswege die Krankheit hat und welche Maßnahmen wirksam sind. Vor allem aber auch, welche Handlungen in dieser Situation kontraproduktiv sind, was Sie also zu tun vermeiden sollten. Dieses Wissen gibt Ihnen eine gewisse Kontrolle über die Situation zurück, da Sie sie nun besser einschätzen können und wissen, was zu tun ist.

Verschieben Sie jedoch die Suche nach einer Ursache besser auf später. Gleich nach dem Aufkommen einer größeren Krise werden Sie viele Meinungen zu den angeblichen Ursachen hören und lesen. Geredet wird viel – was davon stimmt, steht auf einem anderen Blatt. Unabhängig vom tatsächlichen Wahrheitsgehalt wird keine dieser Theorien dazu beitragen, dass Ihr psychischer Zustand sich verbessert – im Gegenteil! Über so etwas zu grübeln, ist nicht lösungsorientiert. Beschäftigen Sie sich, wenn überhaupt, erst dann damit, wenn die Lage sich wieder beruhigt hat.

WISSEN GIBT IHNEN EINE GEWISSE KONTROLLE ÜBER DIE SITUATION ZURÜCK

Eine weitere Möglichkeit, um ein Gefühl der Kontrolle zurückzugewinnen, sind Selbstdisziplin und Planung: Erstellen Sie zusammen mit Ihrer Familie einen Tagesplan mit festen Zeiten und Handlungen, z.B. zum Essen oder Putzen. Jedes Familienmitglied sollte sinnvolle Aufgaben haben, auch wenn sie noch so klein sind. Dadurch entsteht ein »Wir sitzen alle im selben Boot«-Gefühl – und Sie beugen der Entstehung von Konflikten vor. Feste Pläne, Rituale und To-Do-Listen geben uns Halt und Struktur in einer unberechenbaren Situation.

Klären Sie Kinder altersgerecht über die Situation auf. Kinder müssen über Ängste und Unsicherheiten sprechen können, dürfen aber nicht damit allein gelassen werden. Sie brauchen neben dem Gefühl, im selben Boot zu sitzen, auch die Gewissheit, dass die Erwachsenen sie beschützen.

Es mag verlockend erscheinen, während einer Krise viel Zeit auf Facebook, Twitter und Co zu verbringen. Schließlich möchten Sie wissen, wie es den anderen Menschen aus Ihrem Umfeld geht. Denken Sie aber daran, dass immer mehr Untersuchungen zum Ergebnis kommen, dass der häufige Gebrauch sozialer Netzwerke mit dauerhafter schlechter Laune in Verbindung steht. Gerade in Krisenzeiten werden Sie mit vielen beunruhigenden Bildern, Videos, Behauptungen und Konflikten in Kontakt kommen. Versuchen Sie deshalb, Ihre Social-Media-Zeit klar zu begrenzen und sich ein Limit für den Tag zu setzen. Oder Sie verzichten gleich komplett darauf und konzentrieren sich auf die wesentlichen Prioritäten, bis die Lage sich gebessert hat.

Die Soft Skills des Überlebens: Soziale Kompetenzen und Survival-Psychologie

Fachliches Wissen und die richtige Ausrüstung sind wichtig. Aber wenn es richtig ernst wird, kommt es vor allem auf Ihre geistige und körperliche Handlungsfähigkeit an. Die Chance, eine Notfallsituation gut zu überstehen, steigt proportional mit der Fähigkeit, sich selbst mental stabil zu halten und im Zweifelsfall auch andere führen und motivieren zu können.

Die beste Lebensversicherung in der Krise ist ein funktionierendes Team, das gemeinsam die Lasten trägt, sich gegenseitig beschützt und sich bei der Erfüllung aller physischen und psychischen Bedürfnisse unterstützt. Dafür ist es wichtig, dass mindestens eine Person in der Lage ist, die Gruppe (Familie, Freunde, Nachbarn im Haus oder die Kollegen) zweckmäßig zu führen. Vielleicht fällt Ihnen diese Rolle zu, weil niemand anders sie ausfüllen kann oder will? Damit Sie dann nicht überfordert sind, wollen wir Sie im folgenden Teil darauf vorbereiten, wie Sie in extremen Lebens- und Krisensituationen handlungs- und führungsfähig bleiben. Ihre Mitmenschen werden es Ihnen danken, auch wenn es »nur« ein Autobahnunfall ist, bei dem Sie die Rettung und Sicherung koordinieren.

Widerstandsfähigkeit

Um belastbar und entscheidungsfähig zu bleiben, brauchen Sie eine hohe Widerstandsfähigkeit (Resilienz). Es ist egal, wie groß Ihr Vorratslager oder Ihre Sammlung an Geräten und Ausrüstung ist: Wenn Sie mental nicht stabil sind, sind Sie wie eine wackelige Mauer, die schon beim geringsten Druck umzustürzen droht – besonders dann, wenn sich Ihr Lebenspartner, Ihre Kinder oder Freunde in der Not anlehnen wollen.

Die Widerstandsfähigkeit eines Menschen steigt nicht nur mit körperlichem Training in Verbindung mit guter Ernährung und ausreichend Erholung, sondern auch mit der Summe seiner praktischen Erfahrungen, seiner mentalen Stärke sowie seiner Kreativität und Flexibilität gegenüber unerwarteten Situationen. Nur wer seinen Geist in der Krise ruhig und spiegelglatt wie einen Bergsee hält, wird auf der Basis ungetrübter Wahrnehmung Lösungsansätze finden, die zielführend und angemessen sind.

Resilienzarme Menschen sitzen dagegen im Ernstfall handlungs- und entscheidungsunfähig in der Ecke und tun sich selbst leid. Oder sie verlassen als Erste das sinkende Schiff und checken in einem sicheren Hotel ein, wie es der italienische Kapitän Francesco Schettino bei der Havarie des Kreuzfahrtschiffs COSTA CONCORDIA im Jahr 2012 tat. Vielleicht hätte ihm ein ordentliches Krisenvorsorge-Training geholfen, einige der 32 Todesopfer zu retten oder zumindest die sichere Evakuierung der Gäste und Mannschaften bis zum Schluss zu koordinieren.

Aber auch außerhalb von Krisen, im Alltag, lebt es sich leichter, wenn man es schafft, nur dann Angst zu haben, wenn es sich wirklich »lohnt« und auch berechtigt ist: Auf Bahngleisen, auf schmalen Pfaden in großer Höhe und in ähnlichen Situationen macht Angst Sinn. Denn Angst soll unser Leben erhalten, wenn Gefahr droht.

Die schlechte Nachricht lautet: Resilienz gibt es nicht geschenkt und sie wird auch nicht vererbt. Die gute Nachricht lautet: Resilienz kann erlernt werden; und zwar auch von Ihnen. Einerseits dadurch, dass Sie sich selbst und Ihre Bedürfnisse besser kennenlernen und andererseits, indem Sie die zehn Säulen der Resilienz zur Grundlage Ihres Handelns machen. Diese sind:

1. Impulskontrolle (Wie schütze ich mich vor meinen Impulsen?)
2. Positive Emotionen (Wie beeinflusse ich zielführend mein Gefühlsleben?)
3. Akzeptanz (Wie lerne ich die Ist-Situation anzunehmen?)
4. Verantwortung (Wie werde ich durch Eigenverantwortung handlungsfähig?)
5. Selbstwirksamkeitserwartung (Wie erwarte ich Erfolg?)
6. Realistischer Optimismus (Wie steuere ich meinen Fokus auf das Gute?)
7. Soziale Unterstützung (Wie baue ich ein Umfeld an Unterstützern auf?)
8. Lösungsorientierung (Wie bleibe ich lösungsorientiert?)
9. Empathie (Wie entdecke ich die Gefühlswelt anderer?)
10. Kausalität (Wie genau ist der Zusammenhang von Ursache und Wirkung?)

Das Erlernen von Resilienz funktioniert natürlich nicht von heute auf morgen und kann im Rahmen dieses Buches nicht detailliert vermittelt werden. Empfehlenswert sind zu diesem Zweck Kurse nach dem »Resilienz-Modell« von persolog.[57]

Führungsfähigkeit

Als Führungsfähigkeit bezeichnet man die Fähigkeit, sowohl das eigene als auch das Verhalten anderer Menschen zu steuern und zu beeinflussen. Es handelt sich um einen »Container-Begriff«, der viele verschiedene Fähigkeiten umfasst, die es zu erlernen gilt, wenn man sich selbst und andere in und außerhalb der Krise wirksam und zweckmäßig führen will. Neben der schon genannten Resilienz gehören hierzu auch Kommunikationsfähigkeit, Konfliktfähigkeit, Organisationsfähigkeit, strategische und taktische Kompetenz (also die Fähigkeit, aus den vorhandenen Ressourcen Lösungsoptionen zu erkennen und diese geplant umzusetzen) sowie Leidens- und Entscheidungsfähigkeit.

Die Liste der Bausteine, die Führungskompetenz ausmachen, ließe sich endlos erweitern, je nach Größe und Kontext der Führungsaufgabe und der beteiligten Personengruppe. Entscheidend ist auch bei dieser Kompetenz, dass sie nicht geschenkt oder vererbt wird, sondern erlernt werden kann.

Ihre Führungsqualität für Krisensituationen können Sie gezielt aufbauen, indem Sie zum Beispiel bei einer ehrenamtlichen Tätigkeit beim THW oder bei der Freiwilligen Feuerwehr Schritt für Schritt immer mehr Verantwortung übernehmen.

Entscheidungsfähigkeit

Die Fähigkeit, in der Gefahr relevante Entscheidungen zu treffen, ist den wenigsten Menschen in die Wiege gelegt. Vielmehr bedarf es längerer Übung, um auch in Krisensituationen die bestmöglichen Optionen zu erkennen und sich dann für eine zu entscheiden.

Wichtig ist dabei, den eigenen Entscheidungstyp zu kennen: Die einen benötigen bei komplexen Entscheidungen viel Zeit und keinerlei Druck; die anderen brauchen wiederum die Zuarbeit anderer, um etwas entscheiden zu können. Es gibt viele Modelle, die einem helfen können, schnell und logisch die bestmögliche Entscheidung zu treffen. Egal, welche Methode Sie bevorzugen: Entscheidend bleibt, dass Sie in jeder Situation in kurzer Zeit die zur Verfügung stehenden Optionen bewerten und diese nach ihrer Wahrscheinlichkeit und Machbarkeit sortieren, um dann selbst oder in der Gruppe die Umsetzung auszulösen. Gleichzeitig gilt es, diese Umsetzung und die Lage im Blick zu behalten, um im Fall einer Lage-Änderung sofort zur zweiten oder dritten Lösungsoption zu wechseln.

Ihre Entscheidungsfähigkeit können Sie trainieren – am besten unter unbekannten Rahmenbedingungen wie zum Beispiel in einem Survival-Training. Dort sind Sie in einer Krisenlage immer unter der Aufsicht professioneller Trainer und erhalten direktes Feedback.

Handlungsfähigkeit

Entscheidungsfähig ist nur der, der in Stresssituationen handlungsfähig bleibt – also nicht in Schockstarre verfällt, flieht oder impulsiv alles angreift. Diese drei Reaktionen sind typische Anzeichen eines »Blackouts«, der auftreten kann, wenn das Gehirn mit einem unbekannten Alarmreiz konfrontiert wird, zu dem es keine Handlungsoption gespeichert hat. Inzwischen ist nachgewiesen, dass Angst in der Stress-Reaktion dazu führen kann, dass wir erlernte Fähigkeiten und vorhandenes Wissen vorübergehend nicht anwenden können. Der Schriftsteller Mark Twain brachte das humorvoll auf den Punkt: »Das Gehirn ist ein seltsames Organ: Es funktioniert bis zu dem Zeitpunkt, wo du aufstehst, um eine Rede zu halten!«

Was bei einer Rede oder Prüfung gilt, trifft natürlich umso mehr auf lebensgefährliche Situationen zu. Daher trainieren Spezialkräfte bei Militär und Polizei sowie Rettungs- und Notfallkräfte regelmäßig Krisen- und Stress-Situationen, um im Ernstfall nicht in eine Angststarre oder ziellose Panik zu verfallen, die alles verschlimmbessert. Wenn der Feuerwehrwagen mit überhöhter Geschwindigkeit heranrast, kurz vor dem brennenden Haus umkippt und die gerade aus dem Haus geflüchteten Bewohner erschlägt, ist niemandem geholfen. Kopflosigkeit kann also im Zweifelsfall mehr Opfer verursachen als die Krise selbst.

Wichtig ist es daher, auch in der persönlichen Krisenvorsorge schon im Vorfeld möglichst viele Szenarien gedanklich durchzuspielen – nach dem Motto: »Was wäre wenn ...«:

... das Wasser ausfällt?
... der Strom ausfällt?
... eine Ausgangssperre für acht Wochen oder länger verhängt wird?
... die Heimatstadt überflutet wird?
... es im benachbarten Chemiewerk zu einer Havarie kommt?

Solche Gedankenspiele kosten nichts. Und wenn Sie es realer mögen, buchen Sie für 200 bis 300 Euro ein Wochenende in einem Outdoor- oder Survival-Camp, wo Sie verschiedene Situationen in geschützter Umgebung live durchspielen können.

Leidensfähigkeit

Kreativität, Ideenreichtum und Lernfähigkeit gedeihen am besten im Zustand der Freude. Wer dagegen in negativen Gefühlen »badet« und im Selbstmitleid verharrt, belastet nicht nur die Stimmung der anderen, sondern hält auch Ressourcen zurück, die möglicherweise wichtig für die Gruppe wären. Übernehmen Sie daher Verantwortung für ihre Gefühlswelt, versuchen Sie auch in der Krise etwas Gutes an der Situation zu entdecken und konzentrieren Sie sich darauf, was in der Zukunft erreicht werden könnte. Dieser veränderte Fokus ermöglicht Ihnen eine Neubewertung der Lage, und Ihr Gehirn gewinnt Kraft aus der neuen Perspektive und kann positive Gefühle entwickeln.

Jede Information ist so lange neutral, bis wir ihr eine Bedeutung gegeben haben. Erst wenn wir entschieden haben, ob die Information gut oder schlecht für uns und unsere Bedürfnisse ist, wird ein Gefühl aktiviert. Aus diesem Gefühl und dem Abgleich mit unseren Fähigkeiten und Erfahrungen entstehen dann unsere intrinsischen Kraftimpulse. Diese sollen unserem Handeln Richtung geben, um unser (Über-)Leben möglich zu machen. Deshalb kann folgender Grundsatz in der Krise für Sie überlebenswichtig sein: Wem Sie die Schuld geben, dem geben Sie auch die Macht zur Veränderung! Behalten Sie also die Macht über sich und die Umstände dadurch, dass Sie sich selbst für verantwortlich halten. Eigenverantwortung ist der Schlüssel zum (Über-)Leben – und das nicht nur in der Krise, sondern jeden Tag, sei es im Arbeitsleben, beim Autofahren oder bei der nächsten Bergtour mit der Familie.

Kommunikationsfähigkeit

Damit Sie Verantwortung für andere übernehmen können, bedarf es der Fähigkeit, mit anderen gut in Kontakt zu kommen und zu bleiben. Dafür gibt es verschiedene Techniken, die auch in der Krise hilfreich sind. Bewährt hat sich beispielsweise das Prinzip des aktiven Zuhörens. Dabei geht es darum, sicherzustellen, dass man den anderen richtig verstanden hat, indem man das Gesagte so lange wiederholt, bis der Gesprächspartner den erlösenden Satz sagt: »Ja, du hast mich richtig verstanden!« Für manche mag das lächerlich klingen. Die Wahrheit jedoch ist, dass unser Gehirn beim Zuhören einen Großteil der Informationen einfach wegfiltert.[58] Noch schlimmer ist die Tatsache, dass wir mit zunehmendem Alter immer weniger auf den äußeren Reiz (also auf das, was unser Gegenüber sagt) reagieren, sondern stattdessen in unserem geistigen Archiv nach ähnlichen Gesprächen und Situationen suchen – und dann glauben wir zu wissen, was der andere sagen will oder gemeint hat. Kommunikationswissenschaftler (wie Paul Watzlawick in seinem Buch »Menschliche Kommunikation«) haben festgestellt, dass auf dieser Form der selektiven Wahrnehmung und willkürlichen Interpretation 80 Prozent der alltäglichen Konflikte basieren. Und in einer Krise wird sich diese Quote nicht unbedingt nach unten, sondern eher Richtung 99 Prozent verändern.

Ein weiteres Problem ist, dass viele Menschen häufig beim Fragewort »Warum« stehen bleiben. Dabei kann dieses Wort andere unter Rechtfertigungsdruck bringen und zu Streit führen, weil der Angesprochene sich nicht als gleichrangig behandelt fühlt und seinen Status wiederherstellen will. Denn »Warum?« fragen in der Regel Eltern, Lehrer und Polizisten. Bessere und unbelastete Frageworte sind: »Weshalb?«, »Wozu?«, »Woher?«, »Wofür?«, »Was genau?«, »Wessen?« etc. Auch andere gezielt nach ihrer Meinung zu fragen, ist hilfreich, denn es ermuntert sie, ihre innere Welt und Gedanken offen zu legen. Das dient dann nicht nur dazu, die Stimmung auszuloten und tatsächliche Meinungen abzufragen, sondern auch dazu, an Ideen und Ressourcen anderer zu gelangen, die in der aktuellen Situation notwendig sein können.

Einer der größten Schwachpunkte in unserer Gesellschaft scheint die fehlende Fähigkeit zu sein, gruppendynamische Prozesse zu gestalten und zu steuern. Das ist aber besonders in Krisensituationen existenziell, insbesondere wenn es darum geht, eine Führungskraft zu bestimmen und Abstimmungsmodalitäten festzulegen. Ohne Regelungen für die Erteilung des Rederechts, das Stellen von Anträgen etc. ist eine zielführende Abstimmung kaum möglich. Wer das nicht beherrscht, wird eine Gruppe nicht demokratisch gestalten und zweckmäßig führen können. Wenn das nicht gelingt, kann das zu Aggressivität in der Sprache und im Tun führen, woraus dann wiederum Konflikte und Aufspaltungen entstehen können.

Wenige Menschen, und häufig am wenigsten die Männer, können ihre Gefühle adäquat und selbstbewusst so ausdrücken, dass andere erkennen, welche Bedürfnisse unerfüllt sind und was sie zur Änderung dieser Lage beitragen können. Das Ergebnis ist dann eine Ansammlung von Menschen, die unterschwellig unzufrieden, unerfüllt und voller Erwartungen an andere sind, die sie aber nicht kommunizieren können. Wichtig ist dann, dass jemand über eine schnelle und einfache Methode verfügt, den Zustand anderer qualifiziert abzufragen – auch dann, wenn dem Gegenüber die sprachlichen Ausdrucksmittel fehlen. Das gelingt am besten durch skalierende Fragen, wie: »Auf einer Skala von 1 bis 10, wobei 10 stark und 1 gering ist: Wie groß ist dein Schmerz? Der Hunger? Die Angst? ...« Oder: »Wie fühlt sich das an? Minus 10 wäre sehr schlecht und plus 10 wäre sehr gut.« Und: »Angenommen, du möchtest von der 7 auf die 8 kommen: Was müsste dafür geschehen, was könnten ich oder die anderen jetzt dazu beitragen?«

Eine weitere, weltweit praktizierte Methode ist die Gewaltfreie Kommunikation nach Marshall D. Rosenberg, die lehrt, mit sich selbst in Kontakt zu kommen und seine erkannten Bedürfnisse ohne Aggressivität zu kommunizieren.[59] Diese Herangehensweise hilft dabei, die eigene Wahrnehmung, deren Interpretation und die daraus resultierenden Gefühle ohne verbale Gewalt verständlich und vorwurfsfrei auszudrücken. Und das in Verbindung mit der Beschreibung der eigenen Bedürfnisse, die dann als annehmbare und umsetzbare Bitte an andere formuliert werden können. Das ist ein wirksames Tool in vier Schritten, das auch in Alltags-Krisen seine Wirkung entfalten kann, sofern man es erlernt und stetig einübt. Hier die Formel: 1. Was habe ich genau gesehen, gehört etc.? (Ohne Interpretation oder Thesen) 2. Was hat das mit mir gemacht? Welche Gefühle habe ich jetzt? 3. Welches konkrete Bedürfnis steht dahinter und welches Gefühl hätte ich lieber, wenn das Bedürfnis erfüllt ist? 4. Was konkret ist meine Bitte an den anderen, was kann er tun oder lassen, wenn ihm wichtig ist, wie ich mich fühle?

GUTE KOMMUNIKATION HILFT AUCH IN ALLTAGS-SITUATIONEN WEITER

Gute Kommunikatoren können durch Veränderung ihrer Sprache Konflikt- und Gewaltpotenzial aus der Situation herausnehmen, in dem sie sprachlich deeskalieren. Die einfachste Form ist dabei die Wiederholung des Gesagten mit einer Veränderung auf der Ebene der Submodalitäten. Das bedeutet, dass zum Beispiel aus einem »immer« ein »oft« und dann ein »manchmal« bis »selten« wird, wenn man mit eigenen Worten das Gesagte oder die Situationsbeschreibung wiederholt. Diese inhärente Deeskalation, also eine Konfliktabschwächung, kommt meistens der Wirklichkeit näher: Denn Verallgemeinerungen wie »immer«, »jedes Mal«, »nur« und »ständig« sind in der Regel mindestens Übertreibungen bis hin zu vorsätzlichen Lügen, um die Mehrheit einer Gruppe für sich zu gewinnen.

Den »Survival-Schalter« umlegen

Entscheidend für das Überleben in einer Krise kann auch die Fähigkeit und Bereitschaft zum Rollenwechsel sein. In normalen Zeiten haben wir eine »Bürgerrolle« aktiviert, in der wir uns gesellschaftlich konform und angepasst verhalten. Wir kennen und achten (jedenfalls meistens) die Konventionen in Bezug auf Kleidung, Lautstärke, Begrüßung und andere Umgangsformen sowie unsere staatlichen Abgabe- und Meldepflichten.

In einer fundamentalen Krise kann dieses Verhalten aber schädlich sein, besonders dann, wenn sich die Rahmenbedingungen erheblich verändert haben. Dann kann es passieren, dass der Regelbrecher demjenigen überlegen ist, der sich an die Regeln hält. Hier wird Ihre Ethik und Moral herausgefordert: Was darf ich in einer Krise und was nicht? Wozu sind jetzt die andern bereit? Und wenn ich oder meine Familie angegriffen werden, wie weit darf und will ich gehen?

In früheren Jahrhunderten war es normal, dass sich die Lebensumstände der Menschen ständig änderten. Naturkatastrophen oder Trockenzeiten zwangen unsere Vorfahren immer wieder zum Weiterziehen – und sei es nur deswegen, weil die eigenen Tiere alle Wiesen leergefressen hatten. Das ist heute anders. Die meisten haben es sich in ihrer Welt gemütlich gemacht, haben einen relativ sicheren Job und regelmäßige Einkünfte. Naturkatastrophen wie auch andere einschneidende Ereignisse, die zu grundlegenden Veränderungen zwingen würden, sind selten geworden. Und das ist auch gut so. Dadurch sind wir aber abhängig davon, dass das Regel- und Wertesystem unserer Zivilisation mit den ordnenden Kräften wie Polizei, Ordnungsamt und Justiz stets reibungslos funktioniert. Sollten diese in den Zeiten einer Krise wegfallen, würden rechtsfreie Räume entstehen, die zum Beispiel in einem großen Wohnhaus mit über 100 Mietparteien schnell zu unangenehmen Situationen führen könnten.

Verstehen Sie das nicht falsch. Wir wollen hier keine apokalyptischen Szenarien entwerfen. Aktuell ist zum Glück nicht damit zu rechnen, dass unser Rechts- und Gesellschaftssystem zusammenbricht. Aber wer das Thema Krisenvorsorge bis zur letzten Konsequenz zu Ende denkt, der kommt vielleicht zu dem Punkt, an dem er sich nicht nur die in den bisherigen Kapiteln geschilderten Fähigkeiten aneignen und Lebensmittel sowie Werkzeuge einlagern will, sondern sich auch überlegt, was im allerschlimmsten Fall der Fälle zu tun wäre. Deshalb kann es durchaus sinnvoll und legitim sein, eine Art »Survival-Rolle« einzuüben, in der Sie in der Lage sind, schnelle, effektive und vielleicht auch harte Entscheidungen zu treffen, falls es wirklich nötig sein sollte. Was dabei erlaubt ist, regeln unsere Gesetze in den entsprechenden Notstands- und Notwehr-Paragraphen.[60]

Wenn Sie sich mit solchen Szenarien auseinandersetzen wollen, begreifen Sie es am besten als Gedankenspiel. Überlegen Sie sich zum Beispiel, wie Sie in Ihrem Haus, Ihrer Straße, Ihrer Stadt agieren würden, wenn die öffentliche Ordnung nicht mehr richtig funktionieren würde, wenn von Polizei, Ordnungsamt oder Bundeswehr (vorübergehend) keine Hilfe zu erwarten wäre. Was würden Sie tun? Welche Gefahren würden lauern? Welche Gruppen von Menschen würden sich zusammentun? Wer wäre Ihnen freundlich gesonnen? Wer vermutlich nicht?

Auch hier gilt die Regel: Lieber auf den Ernstfall vorbereitet sein und er tritt nicht ein, als nicht vorbereitet zu sein, wenn er eintritt.

Das richtige Mindset für Krisensituationen

Die wichtigste Voraussetzung dafür, dass Sie in Krisensituationen die richtigen Lösungen finden, ist die bereits mehrfach genannte Eigenverantwortung. Sie selbst sind die Person, die die Entscheidungen treffen sollte. Geben Sie diese Macht aus der Hand, dann geben Sie damit auch die Möglichkeit zur Veränderung ab und werden ein Spielball der äußeren Ereignisse.

Im Grunde sind alle Krisensituationen im Leben ähnlich. Am Anfang geht es immer darum, die Ist-Situation zu analysieren. So banal es auch klingen mag: Sie haben immer ein gewisses Maß an Ressourcen zur Verfügung. Verschaffen Sie sich einen Überblick darüber und überlegen Sie, wie Sie Ihre Kräfte am besten einsetzen können. Die wichtigsten Führungs- und Überlebensaufgaben sind dabei Neugier, Aufmerksamkeit und Lernbegierde. Denn daraus entstehen die bestmöglichen Pläne.

Wenn Sie wissen, über welche Ressourcen Sie verfügen oder welche Sie sich verschaffen können, folgt der nächste Schritt: die Ziel- und Options-Analyse. Bitte machen Sie hier aber nicht den Fehler, bereits vor oder während der kreativen Phase einzelne Ideen zu kritisieren und zu selektieren! Wenn Sie das tun, zerstören Sie sowohl bei sich selbst als auch bei anderen die nötige Kreativität. Ein gewisses »Herumspinnen« ist zwingend erforderlich, um ausgefallene Lösungen zu finden, auf die vielleicht bisher noch keiner gekommen ist. Besonders in einer Ausnahmesituation!

Laden Sie jeden in der Gruppe dazu ein, sich zu beteiligen. Gerade die Stillsten haben oft die besten Ideen. Bitten Sie diese aktiv um Beteiligung und Ihre Meinung. Stellen Sie sicher, dass jemand aus Ihrem Krisenteam alles notiert. Erst danach geht es um Bewertung und Optionsbildung: Überprüfen Sie alle Ideen auf ihre Relevanz und ihr Potenzial zur Krisenüberwindung. Bewerten Sie dabei auch die Machbarkeit und Erfolgswahrscheinlichkeit in Verbindung mit der Gesamtlage und den Ressourcen, die Sie bei der Ist-Analyse identifiziert haben.

Dann erstellen Sie ein Ranking und setzen Prioritäten: Bringen Sie alle Optionen in die bestmögliche Reihenfolge, wobei die erste Option diejenige sein sollte, die am wahrscheinlichsten umzusetzen ist und die am wenigsten Risiko für alle Beteiligten mit sich bringt. Und dann wird alles in dieser Reihenfolge absteigend bis zu der Maßnahme sortiert, die das höchste Risiko und die niedrigste Erfolgswahrscheinlichkeit hat. Klammern Sie diese nicht voreilig aus, denn wenn die Lage sich schlagartig ändert, kann das plötzlich die einzige machbare Alternative sein.

Denken Sie bei der Umsetzung daran: Controlling heißt aktives Steuern. Im militärischen Bereich gibt es einen Raketentyp, der aufgrund der eingebauten Kurskorrektur-Software auf dem Weg zum Ziel immer wieder selbstständig seine Flugbahn korrigiert. Leider ist das Leben nicht so. Dort muss ständig manuell korrigiert werden, aber dafür bietet sich so auch die Option, das Ziel noch kurzfristig zu ändern. Wie ein Kapitän auf hoher See müssen Sie in Krisensituationen stetig Ihre Position, die Geschwindigkeit, die vorhandenen Ressourcen und die umgebenden Bedingungen messen: Wie viel Wasser gibt es noch? Wie viele Lebensmittel? Wie viel Strom/Batterien? Wie viele Arzneimittel? Wie ist die Gesundheit auf einer Skala von 1 bis 10? Wie ist die Stimmung und psychische Verfassung? Wie ist die gesellschaftliche und politische Lage? Wie ist die Lage im Haus, in der Straße, in der Stadt? Um erfolgreich zu sein, brauchen Sie nicht nur am Anfang den bestmöglichen Überblick, sondern zu jedem Zeitpunkt.

Wahrscheinlichkeitsprognosen

Regelmäßig tagen in Deutschland die sogenannten Wirtschaftsweisen. Und es gibt Gerüchte, dass in der Regel alles andere eintritt als das, was sie vorausgesagt haben. Dennoch ist das Bedürfnis der Menschen groß, in die Zukunft zu blicken – sei es mit Hilfe eines Kaffeesatzes, eines Pendels, eines Kartenspiels oder, wie im alten Griechenland, durch ein Orakel. Dieser Wunsch ist nur allzu verständlich: Wer hätte nicht gerne Sicherheit darüber, dass sein Leben oder die momentane Krisensituation mit einem Happy End ausgehen wird?

Unsere Zukunft ist aber genauso unsicher wie der Ausgang einer Existenzgründung oder der Verlauf einer weltweiten Pandemie. Daher benötigen wir Menschen ein verlässliches System, um gute Entscheidungen zu treffen. Und dieses System sollte aus mehr Substanz bestehen als aus einem Würfel oder einem gezogenen Los – denn sonst wäre alles eine Art Glücksspiel.

Viele Menschen sind in einer Krise oder in anderen wichtigen Situationen von der Fülle an Möglichkeiten und der Angst vor möglichen Horror-Szenarien so paralysiert, dass sie gar keine Entscheidung mehr treffen wollen. Aber genau das ist auch eine Entscheidung – und mit Sicherheit die schlechteste für alle Beteiligten. Die zuverlässigste Basis, um die jeweils bestmögliche Entscheidung zu treffen, ist dagegen das Gesetz der großen Zahl. Daher ist es meistens besser, auf dieser Basis eine Entscheidung zu treffen, anstatt sich dafür zu entscheiden, keine Verantwortung für die Suche nach einer Lösung und deren Umsetzung zu übernehmen.

SICHER IST, DASS NICHTS SICHER IST

Wer das Gesetz der großen Zahl verstanden hat, kann ziemlich genau berechnen, wann er Erfolg haben wird, und dann überlegen, ob er die nötige Zeit und die Ressourcen einzusetzen bereit ist, um diesen Erfolg anzustreben. Ein Beispiel anhand unserer Spielerfahrung: Wenn ein normaler Würfel mit sechs gleichen Seiten tausend Mal gewürfelt wird, dann ist es wahrscheinlich, dass alle sechs Zahlen in einem ungefähr gleichen Verhältnis gewürfelt werden. Und zwar 166,6 Mal eine 1, 2, 3, 4, 5 und 6. Weiterhin ist bei jedem Wurf zu fünfzig Prozent wahrscheinlich, dass eine gerade Zahl gewürfelt wird, da 2, 4 und 6 genau fünfzig Prozent der möglichen Zahlen abdecken. Unwahrscheinlich ist dagegen, dass die erste geworfene Zahl eine 1 ist. Wahrscheinlich ist aber wiederum, dass bei hundert Würfen mindestens eine 1 gewürfelt wird. Würfelt ein Würfel zu fünfzig Prozent eine 6, so ist er sehr wahrscheinlich durch ein künstlich eingebrachtes schweres Material auf der gegenüberliegenden Fläche der 1 gezinkt.

Alles im Leben geschieht also nach einer gewissen Wahrscheinlichkeit. Wirft man nur ein einziges Mal einen Basketball Richtung Korb, ist es eher unwahrscheinlich, dass man trifft. Werfen Sie aber Tausend Bälle, wird es sehr wahrscheinlich. Wenn man auf einer Party jemanden kennen lernen will, ist es eher unwahrscheinlich, dass man mit lediglich einem guten Gespräch seinen neuen Traumpartner findet. Sprechen Sie aber auf hundert Partys tausend Personen an, steigt die Wahrscheinlichkeit deutlich. Hängt man nur einen Angelhaken mit Köder in ein Gewässer, so ist es eher unwahrscheinlich, dass man einen Fisch fängt. Hängen Sie aber hundert oder tausend Haken mit Köder in ein Gewässer, so steigern Sie massiv die Wahrscheinlichkeit, dass es abends leckeren Fisch geben wird.

Übertragen auf das Thema Krisenvorsorge bedeutet das: Haben Sie sich nur auf ein einziges Krisenszenario mit nur einem Vorratspaket vorbereitet, so ist es sehr unwahrscheinlich, dass Sie eine mögliche unbekannte Krise gut überstehen werden. Daher sollten Sie hier, wie auch sonst im Leben, folgende Regeln beherzigen:

- Eins ist keins.
- Zwei ist eins.
- Wenn Sie etwas häufig genug versuchen, werden Sie es auch erreichen.
- Alle Erfolge/Ergebnisse stehen in einer fest definierten, mathematisch berechenbaren Abhängigkeit von Ursache und Wirkung.
- Es gibt beinahe nichts, was nicht irgendwann eintritt, und es gibt nichts, was immer eintritt. Alles geschieht in einer Wahrscheinlichkeit, die groß oder klein sein kann.

Egal, welche Aktivitäten und Versuche Sie also in der Krise unternehmen: Die Wahrscheinlichkeit steht klar gegen Sie, wenn Sie etwas nur einmal tun oder nicht genügend Energie (in Form von Strom, Benzin, Körperenergie oder Teammitgliedern) als Ressource zur Verfügung haben, um es häufig genug zu wiederholen. Wer nur einen einzigen Pfeil im Köcher hat, wird sehr wahrscheinlich nicht häufig genug schießen können, um zu treffen. Hier wäre es also zunächst wichtig, Pfeile zu bauen, bevor die Jagd gestartet wird. Auf der anderen Seite bedeutet das: Wenn Sie eine Maßnahme häufig genug wiederholen, werden Sie mit an Sicherheit grenzender Wahrscheinlichkeit Erfolg haben.

Um sich von der Richtigkeit dieses Prinzips zu überzeugen, probieren Sie einfach etwas Neues aus oder etwas, von dem Sie bisher gedacht haben, dass Sie es nicht schaffen würden. Gehen Sie zum Beispiel erst mit einer einzelnen Angelrute Angeln und dann mit zehn Angeln. Schießen Sie mit Pfeil und Bogen einmal auf das Ziel und dann zehn Mal. Versuchen Sie, ein Feuer mit einem Streichholz und einem Versuch anzuzünden, und dann mit zehn Streichhölzern und mit zehn Zündversuchen. Wenn Sie alles häufig genug gemacht haben, werden Sie feststellen, dass es bei allen Maßnahmen ein gewisses Verhältnis von Versuch und Ergebnis gibt: die Erfolgsquote.

Nur derjenige, der seine Quoten kennt, kann sicher planen und handeln. Für ihn ist der Erfolg gewiss, weil er weiß, was er wie häufig unternehmen muss, um den gewünschten Ausgang zu erzielen. Und er kann dann auch im Abgleich mit den zur Verfügung stehenden Ressourcen erkennen und entscheiden, ob er überhaupt in der Lage ist, die notwendige Zahl an Versuchen für ein gewünschtes Ergebnis zu erbringen.

Kein Mensch kann mit hundertprozentiger Gewissheit den Ausgang einer Maßnahme vorhersagen, weder was den Erfolg einer Marslandung angeht noch den eines einfachen Projekts wie einer Angeltour. Es sind nur Wahrscheinlichkeitsaussagen möglich. Aber alles ist möglich, wenn man es nur häufig genug versucht (und dafür die entsprechenden Ressourcen und die Zeit hat). Die richtige Perspektive in der Entscheidungsfindung lautet also: Welche Optionen gibt es insgesamt? Welche Option hat eine hohe Wahrscheinlichkeit, dass sie gelingt, bzw. welche muss weniger häufig wiederholt werden, bis das erwünschte Ergebnis eintritt? Und welche Option hat eine eher geringe Wahrscheinlichkeit auf erfolgreichen Ausgang bzw. muss häufiger wiederholt werden, bis das gewünschte Ergebnis eintritt?

Man entscheidet sich also am besten für die Option, die mit der höchsten Wahrscheinlichkeit bewertet wurde. Aber weil man weiß, dass es keine Garantie für das Gelingen gibt, hat man immer noch die zweite und dritte Option in petto. Die Kunst dabei ist es, die getroffene Entscheidung trotzdem mit hundert Prozent an Einsatz und Entschlossenheit umsetzen, als wäre es die einzige. Sonst besteht die Gefahr, dass man die Sache nur halbherzig angeht, weil man ja weiß, dass es noch mehr Alternativen gibt. Menschen kündigen diese Halbherzigkeit in der Regel mit folgenden Worten an: »Na gut, dann VERSUCHE ich es mal ...«. So kann die zweite und dritte Option zur Hintertür werden und vollständiges Engagement untergraben. Das gilt es zu verhindern, am besten durch ein Versprechen und den festen Entschluss, sich dieser ersten Option vollständig zu widmen, bis ein oder mehrere Kriterien erfüllt sind – zum Beispiel, bis der Treibstoff zur mehr als fünfzig Prozent aufgebraucht wurde, mehr als sieben Tage ohne Ergebnis und Fortschritt vergangen sind, sich innerhalb von drei Tagen niemand zurückgemeldet oder ein Zeichen gegeben hat, mehr als 90 Prozent der gefangenen Fische zu klein oder nicht genießbar waren etc.

Machen Sie also immer eine Art Vertrag, eine feste verbindliche Vereinbarung mit sich und Ihrem Team, in der das Ziel klar beschrieben ist, aber auch die Ausstiegs-Kriterien für alle eindeutig definiert sind. Der Vorteil ist, dass Sie so keine Angst haben oder in Panik geraten müssen, wenn die erste Option zu misslingen droht. Denn dann gibt es ja noch zwei oder drei Alternativen.

Der Vorteil der Adaption

Jeder Sportler oder Trainierende weiß, dass seine Muskeln nach der Belastung kurzfristig in der Leistungsfähigkeit abnehmen, vielleicht sogar verbunden mit Muskelkater und Müdigkeit. Aber nach zwei bis drei Tagen haben sich die trainierten Muskeln nicht nur erholt, sondern sie sind über das ursprüngliche Niveau hinausgewachsen. Das nennt man Über-Erholung (Super-Kompensation). Unser Körper ist also so beschaffen, dass er nach einer Belastung stärker ist als vor der Belastung. Und die Grenze dieser Entwicklung nach oben ist so beschaffen, dass Leistungssportler sie immer wieder aufs Neue verschieben und neue Rekorde aufstellen können.

Unser gesamter Organismus ist auf Anpassung (Adaption) ausgerichtet: die Muskeln, die Knochen, die Bänder, die Sehnen und auch das Gehirn und seine Fähigkeiten. Innerhalb von maximal sieben Jahren sind alle Zellen erneuert und das Gewebe dort erstarkt, wo es benutzt wird, und dort reduziert, wo es ungenutzt bleibt.

Was bedeutet das für die Krisenvorsorge und das Leben? Der Inaktive wird »belohnt« durch Abbau und zunehmende Schwäche und den Verlust von Beziehungen und aktuellem Wissen. Der Aktive dagegen wird belohnt durch stetigen Zuwachs an Kraft, Fähigkeiten und guten Kontakten sowie verlässlichen Beziehungen.

Derjenige, der das für sich erkannt hat, wird mit einem anderen Mindset an eine Krise herangehen: Er wird sich bewusst neuen Herausforderungen und Belastungen aussetzen, da er weiß, dass sein Körper das notwendige Veränderungspotenzial besitzt, sich allen Lebenslagen anzupassen, um das Bestmögliche daraus zu machen.

Sagen Sie also nicht: »Das konnte ich nicht, also werde ich es auch nicht können.« Oder: »Dazu habe ich kein Talent.« Oder: »Ich will nicht.« Sondern beherzigen Sie das Gesetz der Adaption – nicht nur in der Krise, sondern ganzheitlich im Leben.

3 Die dritte Säule: Das soziale Netz

Ein häufiges Vorurteil gegenüber Vorsorgenden ist die Annahme, sie seien Egoisten und Einzelgänger. Dabei wissen die Vorausschauenden, dass ein Überleben in der Gruppe – inklusive Familie, Freunden und Nachbarn – erfolgreicher sein wird als alleine im Bunker oder Wald zu sitzen. Wir Menschen sind auf Ergänzung ausgelegt, nicht nur in der Krise, sondern auch im Arbeitsalltag und allen anderen Bereiches des Lebens. Das betrifft nicht nur die unterschiedlichen Fähigkeiten, die sich in der Gruppe ergänzen, sondern auch die mentalen Unterschiede. Wohl dem, der nicht auf sich allein gestellt ist, sondern eine gut gerüstete und vielseitig fähige Gemeinschaft um sich herum hat. Daher gehört es zu den besten Vorsorge-Maßnahmen, ein funktionierendes und stabiles Netzwerk an Freunden, Bekannten und Experten aufzubauen, auf das man sich verlassen kann.

So wie in der Wirtschaft die meisten großen Geschäfte in den Restaurants und Sport-Clubs abgeschlossen werden, wo man sich kennt, vertraut und über Empfehlungen Aufträge bekommt, so ist das auch in der Krise kaum anders: Wenn die Schutzmasken, Medikamente oder Lebensmittel ausgehen, wird man diese vermutlich nicht an den bekannten Orten bekommen, sondern nur über Vitamin B (wie Beziehung).

Weil das Überleben in einer Gruppe sicherer ist, macht es nicht nur Sinn, in der Zeit zu sparen, um in der Not (materielle Ressourcen) zu haben, sondern auch, in der Zeit gezielt gute Beziehungen aufzubauen, um in der Not über Unterstützung zu verfügen. Daher ist es wichtig, im Alltag Kontakte zu pflegen, die auch in Krisenzeiten helfen können. Krisenfreie Kontakte zum Steuerberater, Rechtsanwalt, Versicherungs- und Finanzberater sowie zu guten Ärzten haben Sie vielleicht schon. Für die Krise kann es aber sinnvoll sein, auch zu Mitgliedern weiterer Berufsgruppen eine gute Beziehung aufzubauen, etwa zu Handwerkern, Elektrikern, Landwirten, Sanitätern oder Menschen mit anderen spezialisierten Fähigkeiten. Natürlich sind die einen Fähigkeiten wichtiger als die anderen.

Aber eins ist sicher: Je länger eine Krise anhält, desto wichtiger werden alle Fähigkeiten – und es ist gut, jemanden zu kennen, der darüber verfügt.

Überlegen Sie je nach Ihren eigenen Voraussetzungen und Ihrer Situation (Stadt oder Land, gesund oder krank, körperlich fit oder nicht, etc.), welche Fähigkeiten anderer für Sie überlebensnotwendig sein können. Und dann machen Sie sich ab sofort auf die Suche nach solchen Menschen. Sie können entsprechende Kontakte zum Beispiel in Sportvereinen, Wirtschaftsclubs, in ehrenamtlichen Tätigkeiten und bei Weiterbildungsmaßnahmen aufbauen. So haben Sie bei der Erweiterung Ihres Netzwerks noch einen Bildungs- und Fitness-Vorteil. Überlegen Sie aber auch, was Ihre Gegenleistung und Ihr Gegenwert für diese Menschen sein könnte, und zwar nicht nur in der Krise.

Beziehen Sie bei der Suche nach potenziellen Mitstreitern auch Ihr persönliches Umfeld ein. Erfahrungsgemäß sind nicht alle Menschen dafür offen, sich (gemeinsam) auf Krisen vorzubereiten – das ist normal. Um sich einen Überblick zu verschaffen, können Sie sich zwei Listen machen. Eine von Menschen, für die Sie sich verantwortlich fühlen: Ihre Kinder, Ihr Lebenspartner, Ihre Eltern (wenn sie hilfsbedürftig sind), weitere nahe und entfernte Verwandte, eventuell weitere hilfsbedürftige Menschen in Ihrer Nachbarschaft oder im Freundeskreis. Und eine Liste möglicher Mitstreiter: Im Idealfall sind auch darunter Familienmitglieder und Freunde, aber darüber hinaus Kollegen, Sportkameraden, Nachbarn oder andere Menschen aus Ihrem Bekanntenkreis.

Sprechen Sie ruhig jeden einzeln an und fragen, wer Interesse oder bereits Pläne hat, sich zu einer Hilfsgemeinschaft im Krisenfall zusammenzuschließen. Vielleicht werden Sie überrascht sein, wie groß das Interesse ist. Nicht erst die Corona-Pandemie und Naturereignisse wie die jüngsten Flutkatastrophen haben bei vielen ein Bewusstsein für die Notwendigkeit einer privaten Krisenvorsorge geweckt.

Seien Sie dann vielleicht derjenige, der diesen Prozess auslöst und gestaltet: Und schon sind Sie eine echte und relevante Führungspersönlichkeit. Üben und entwickeln Sie in diesem Rahmen die Fähigkeiten, die wir Ihnen in unserem Buch vermittelt haben. Selbst, wenn es gar nicht zu einer echten Krise kommt, werden Sie so die Qualität Ihrer Beziehungen steigern und auch im normalen Leben wirksamer und erfolgreicher werden.

4 Die vierte Säule: Physische & psychische Leistungsfähigkeit

Auch Ihre körperliche Leistungsfähigkeit ist in Krisensituationen entscheidend. Denn was nützt die beste Ausrüstung, wenn man sie nicht tragen kann? Und wer fällt anderen gerne zur Last, weil er selbst getragen werden muss? Daher achten Sie auf Ihre Fitness und Gesundheit! Beides ist nicht käuflich – und unbezahlbar, wenn es fehlt.

Körperliche Leistungsfähigkeit

Die wichtigste Vorsorge für Krisensituationen ist gleichzeitig auch die wichtigste Ressource für ein gelingendes Leben: Ihre persönliche Leistungsfähigkeit, basierend auf der aktuell bestmöglichen Gesundheit. Leider wissen die wenigsten Menschen, dass unser Körper eine adaptive Maschine ist. Das bedeutet, dass er dort umso stärker wird, wo er regelmäßig in gesundem Maße gefordert wird. Das bedeutet auch, dass sich Ihre Leistungsfähigkeit der Belastung anpasst – und nicht abnimmt wie bei Reifen oder den Bremsbelägen am Auto. Die Muskeln passen sich als erstes an. Die Haut bildet Hornhaut, die Knochen werden nachts umgebaut und an den belasteten Stellen stärker. Die Sehnen und Bänder werden ebenfalls kräftiger, wenn sie durch regelmäßige sportliche oder berufliche Übung gefordert werden.

Die beste Krisenvorsorge ist deshalb die Investition von Zeit und Geld in Ihren Körper, in Ihre Fitness. Stellen Sie drei Dinge sicher: Machen Sie regelmäßig Ausdauersport (zwei bis drei Mal die Woche), machen Sie zusätzlich Fitness-Training zum Kraftaufbau, ernähren Sie sich ausgewogen und gesund, achten Sie auf ausreichend Schlaf und Erholung am Wochenende, nutzen Sie die Vorsorgeuntersuchungen bei Arzt und Zahnarzt und entgiften Sie regelmäßig Ihren Körper. Für all das gibt es hilfreiche Bücher, Apps, Internetangebote und Kurse. Suchen Sie sich aus, was zu Ihnen passt. Wenn Sie fit sind, können Sie mehr tragen und ertragen. Und Ihr Immunsystem ist umso leistungsfähiger, je mehr Muskelmasse Sie haben.[61]

Denken Sie daran: Der Körper hat an seiner gefühlten Leistungs- und Schmerzgrenze noch mindestens 30 Prozent an Reserve. Das ist der Grund, weshalb auf Spezialausbildungslehrgängen wie zum Beispiel bei der Einzelkämpferausbildung der Bundeswehr Wert darauf gelegt wird, dass die Teilnehmer an ihre Grenzen kommen. Denn dann lernen Sie, dass immer noch was geht. Wer also lernt, Leid zu ertragen und dennoch weiter zu handeln, wird seine Potenziale besser nutzen können und vielleicht genau dadurch den Unterschied in der Krise machen, der ihm und seiner Familie das Überleben sichert.

Mentale Leistungsfähigkeit

Damit Sie Ihre körperliche Leistungsfähigkeit steigern können, müssen Sie sich auch um Ihre seelische Gesundheit kümmern. Die mentale Leistungsfähigkeit ist schwierig zu messen und doch entscheidet sie letztlich über den zielführenden und wirksamen Einsatz der eigenen Kräfte, Hilfsmittel und anderer Ressourcen.

Ein bekanntes Beispiel aus der Bibel macht das deutlich: Ein mental starker Mensch, der eher schwach an körperlichen Kräften ist, trifft einen körperlichen Riesen mit schwerer Bewaffnung. Der Riese allerdings ist hochmütig, möglicherweise hat er öfter gefeiert als trainiert, und er nimmt seinen Gegner, einen einfachen Hirtenjungen ohne Rüstung und Schwert, nicht ernst genug. Unter den Augen von Tausenden Zeugen holt der Hirtenjunge seine Schleuder heraus, mit der er unzählige Male Wölfe, Bären und Löwen erlegt hat, die seine Schafe reißen wollten, legt einen Stein ein und schleudert diesen gegen den Gegner. Bevor der Riese Goliath überhaupt in die Nähe von David kommt und damit seine Waffen einsetzen kann, klafft schon eine tiefe Wunde zwischen seinen Augen: Der Stein Davids trifft Goliath direkt an der Stirn und der vermeintlich unbesiegbare Gegner sinkt zu Boden.

Was können wir daraus lernen? Auch ein kleiner Karate-Hänfling kann mit großer mentaler Stärke fokussiert Bretter und Steine brechen. Schaltet aber das Gehirn in einer Gefahr um auf das Notprogramm Stress, sind alle Fähigkeiten zum Denken, Planen und effektiven Handeln abgeschaltet. Das zu verhindern, ist das Ziel des mentalen Trainings. Dabei kommt es darauf an, sich in simulierten oder erdachten Gefahren- und Krisensituationen die verschiedenen Handlungsalternativen vorzustellen und sie im Kopf oder auch in echter Übung durchzuspielen.

Die Vorteile liegen auf der Hand. Erstens bleibt im Ernstfall die Überraschung aus, denn diese oder ähnliche Situationen wurden mehrfach mental oder in möglichst realer Übung durchlebt und erscheinen dem Gehirn als bekannt – nach dem Motto: »Das kenne ich und ich weiß, welche Optionen ich zur Auswahl habe. Nehmen wir folglich die beste, und zwar diese ...«.

Zweitens wird die Muskulatur gestärkt. Bei Leistungssportlern wurde festgestellt, dass allein das mentale Üben von Bewegungen einen Einfluss auf das Muskelwachstum hat. Anscheinend geht der Körper durch Simulation der Bewegungsabfolge im Bewegungszentrum davon aus, dass es notwendig ist, die entsprechend benötigte Muskulatur aufzubauen. Daher stärken viele Leistungs- und Extremsportler wie auch Musiker ihre Leistungsfähigkeit gezielt durch mentales Trainieren.

MENTALE VORBEREITUNG HILFT BEI DER BEWÄLTIGUNG VON KRISENSITUATIONEN

Drittens profitiert das Neuronen-Netzwerk Ihres Gehirns. Die Hirnforscher wissen heute, dass die geistige Aktivität direkte Auswirkung auf die Verschaltung der Neuronen hat. Und zwar einerseits darauf, welche Neuronen sich mit anderen vernetzen, also zusammenwachsen. Und auch darauf, wie stark diese Verbindungen sind und wie lange sie erhalten bleiben – denn ungenutzte Verbindungen werden während des Schlafs nach und nach abgebaut; so wie auch ungenutzte Muskulatur und Knochengewebe abgebaut werden. Üben, Denken und Lernen fallen dagegen stetig leichter, je mehr und breiter die neuronalen Brückenbindungen ausgebaut sind. Egal, ob es sich dabei um eine neue Sprache, ein neues Computerspiel, ein neues Instrument oder eine Krisensituation handelt – wenn es darauf ankommt, ist das Gehirn im Vorteil, das die meisten, stärksten und breitesten Neuronennetze hat. Und das lässt sich durch echtes Erleben, aber auch durch mentales Üben erreichen.

Viertens entsteht so etwas wie Freude an der Krise. Das ist nützlich, denn Hirnforscher haben auch herausgefunden, dass Lernen im Zustand der Freude leichter fällt, im Stresszustand dagegen kaum noch möglich ist.[62] Wenn man in eine Krisensituation gerät, wird es mit Sicherheit einiges Neues zu Lernen geben, und daher ist es gut, über alle Funktionen im Gehirn zu verfügen. Es gilt, viele Informationen schnell und effektiv zu verarbeiten: Wie ist die Lage? Wer sind die Neuen im Team? Wo ist der sichere Ort? Wo gibt es frisches Wasser? Wo gibt es möglicherweise Notnahrung? Wie komme ich zum Treffpunkt? Wenn diese teilweise lebensnotwendigen Informationen schnell vergessen oder einfach nicht gelernt werden, kann das fatal sein – wie beim Eichhörnchen, das unter Stress seine Lebensmittelverstecke nicht mehr findet. Das Ziel des mentalen Trainings ist es also nicht, Freude an der Krise zu entwickeln, weil die Krise so schön ist, sondern weil es der beste Zustand für leichtes Lernen ist.[63]

Sie können diese Fähigkeiten üben, indem Sie sich mögliche Krisen-Szenarien überlegen:

- Welche Gefahren könnten Ihnen im Alltag in der Wohnung, bei der Arbeit, auf der Straße begegnen?
- In welche Gefahren könnten Ihre Familie und Ihre Freunde geraten?
- Welche besonderen Risiken bestehen dort, wo Sie leben? Hochwasser, Epidemien, Stromausfälle, Bergrutsche, Anschläge, Kraftwerkhavarien?
- Welche anderen Unfälle oder Pleiten, Pech & Pannen können eintreten?

Wählen Sie die Szenarien aus, die für Sie am wahrscheinlichsten sind und bei denen es sinnvoll erscheint, dass Sie sich darauf vorbereiten – auch mental.

Entwerfen Sie dann Optionen und Handlungsalternativen:

- Stellen Sie sich die möglichen Szenarien vor Ihrem geistigen Auge vor.
- Spielen Sie diese Szenarien immer wieder durch, auch wenn Sie am Anfang vielleicht Angst oder sogar Panik-Gefühle verspüren. Diese lassen umso mehr nach, je länger Sie darüber nachdenken und Lösungen finden. Irgendwann empfinden Sie alles so normal wie auch jetzt Ihren Alltag.
- Notieren Sie die gefundenen Lösungen, damit Sie diese wie ein Gedicht lernen, wie an einem Bild immer weiter daran malen oder wie an einem Metallstück feilen können.
- Wiederholen Sie dann diese »Lösungs-Meisterstücke« immer wieder. Sprechen Sie mit anderen darüber. Betreiben Sie »Fall-Besprechungen« auf Augenhöhe: Tauschen Sie sich mit Gleichgesinnten oder Experten aus und holen Sie sich weitere gute Ideen und Optionen.

- Sie können diese Szenarien und Strategien auch in Trockenübungen durchspielen, zum Beispiel als Familienevent im Urlaub oder als Wettbewerb unter Freunden mit Preisverleihung und anschließender Krisen-Survival-Party.

Im besten Fall haben Sie am Ende neue Fähigkeiten und neue Freunde gewonnen und es ist niemals eine Krise eingetreten. Aber Sie waren stets gut vorbereitet. Die Zeit, die Sie dafür aufgewendet haben, wird vermutlich geringer sein als die Zeit, die Sie brauchen, um eine Netflix-Serie zu Ende zu schauen oder ein Computerspiel zu Ende zu spielen.

ANHANG

Wenn es einmal ganz schlimm kommt: Verhalten bei ABC-Szenarien

Im ersten Kapitel haben wir auf die möglichen Gefahren von ABC-Szenarien, also von atomaren, biologischen oder chemischen Bedrohungen hingewiesen, die durch verschiedene Ursachen ausgelöst werden können. Hier schildern wir etwas detaillierter, wie Sie sich im Katastrophenfall am besten schützen können.

Atomare Notlagen

Die schlechte Nachricht ist: Gegen den Einsatz atomarer Waffen und gegen Atomunfälle können Sie sich kaum schützen. Am besten ist es natürlich, wenn Sie nicht an einem besonders gefährdeten Ort (z.B. in der Nähe eines Kernkraftwerks) wohnen und zudem Orte meiden, die den Einsatz von entsprechenden Waffen für Angreifer oder Terroristen attraktiv oder zweckmäßig erscheinen lassen.

Sollte es zu einer atomaren Notlage kommen, beherzigen Sie unbedingt die drei Grundregeln zur Vermeidung von Strahlenschäden:

- Schirme dich ab!
- Vergrößere die Distanz zur Strahlungsquelle!
- Verringere die Zeit in der Strahlung!

Im Falle einer atomaren Explosion wird man, sofern man sich in der Nähe des Einschlagzentrums befindet, zuerst das Licht, dann den Knall, schließlich die Explosionswelle und zuletzt den Fall-out erleben. Je nach Atommaterial und der Halbwertszeit des Zerfalls folgt eine mittel- bis langfristige Kontamination der Oberflächenstrukturen. Bis heute sind beispielsweise Wildschweine in Bayern teilweise radioaktiv belastet, weil die Pilze, die sie verzehren, auf Böden gewachsen sind, die noch Strahlung vom Atomunglück in Tschernobyl enthalten.[64] Auch nach über 35 Jahren wird im Fleisch einiger Tiere eine Strahlung über dem Grenzwert von 600 Becquerel Radiocäsium pro Kilogramm gemessen.

Der beste Schutz gegen die unmittelbaren Folgen einer Atomexplosion ist es, nicht in das Licht zu blicken, und sich vor der Gefahr von umherfliegenden Gegenständen in Deckung zu bringen, die nahezu alles außer Beton und Stahl durchdringen können. In der Stadt sollte man daher sofort Keller oder verstärkte Gebäudeteile im Inneren aufsuchen, auch wenn man daraus später erst wieder geborgen werden müsste. Auf freier Fläche bleibt nur das sofortige Hinlegen – am besten in einem Graben oder einer Senke –, um die eigene Trefferfläche maximal zu verkleinern.

Ist die Licht-, Hitze- und Explosionswelle vorüber, droht sofort die nächste Gefahr durch das Absinken oder Abregnen radioaktiver Teilchen während des Zusammensinkens des Atompilzes: der Fall-out. Diese Teilchen enthalten die Strahlungen, denen sie sich weder aussetzen noch sie einatmen sollten: Alpha-, Beta- und Gamma-Strahlung. Obwohl Alpha- und Beta-Strahlung schon durch einfache Hindernisse wie eine Pappe bzw. millimeterdünnes Blech abgeschirmt werden, geht von ihnen trotzdem eine große Gefahr aus, wenn Partikel mit diesen Strahlungsarten über Luft, Nahrung oder Wasser in Ihren Körper gelangen. Gamma-Strahlung dagegen kann nur von einer dicken Bleischicht wirkungsvoll abgeschirmt werden.

Im Fall-out ist die Strahlung am stärksten und Sie sollten zu diesem Zeitpunkt am weitesten Weg sein. Beim Ausweichen müssen Sie sich vom Einschlagort weg GEGEN den Wind bewegen, niemals mit dem Wind. Denn sonst holen die Luftmassen mit den radioaktiven Staubpartikeln Sie ein. Die Windrichtung können Sie durch eigene Beobachtung identifizieren. Werfen Sie zum Beispiel eine Handvoll Erde in die Luft und beobachten Sie beim Heruntersinken die Seitenbewegung des Staubs. Auf Flugplätzen und einigen Autobahnbrücken gibt es auch »Windsäcke« als Windrichtungsanzeiger. Wenn der Wind zum Beispiel aus Nordost kommt, dann richtet sich der Windsack nach Südwest aus. Ihre Marschrichtung ist dann also welche? Genau – Richtung Nordosten zur Nordsee, Ostsee, Skandinavien – je nachdem, wo Sie sich zum Zeitpunkt der Krise befinden. Stehen Sie allerdings mit dem Rücken zum Wind UND zum Atompilz, dann sollten Sie nicht nur doppelt so schnell laufen, sondern sich auch in einem 135-Grad-Winkel vom Atompilz wegbewegen. So entkommen Sie dem Windstrom, der kontaminierte Elemente mit sich trägt.

Da Sie in der Regel nicht wissen, ob noch weitere Bomben detonieren oder ob sich der Wind dreht, macht es Sinn, ein sicheres Versteck zu suchen. Bitte wählen Sie dafür keinen Tunnel aus, da die radioaktiven Teilchen durch Zugluft dort hineingeweht werden. Am besten wäre es, wenn Sie sich mit dem in diesem Buch empfohlenen Notfallgepäck in einen sicheren Keller begeben können. Mindestens sollten Sie jedoch 3 bis 5 Liter Wasser, ein (batterie- oder kurbelbetriebenes) Radio und Ersatzkleidung zum Wechseln dabeihaben. Falls möglich waschen Sie sich vorher, besonders die Haare, um alle radioaktiven Staubteilchen draußen zu lassen. Die getragene Kleidung sollte am besten draußen ausgezogen werden und dort verbleiben. Wenn Sie in Ihrem Medi-Kit oder EDC Jod-Tabletten zum Schutz gegen die Einlagerung von radioaktiven Teilchen haben, nehmen Sie die empfohlene Dosis. Erst wenn Sie sich mit Hilfe des Radios über die aktuelle Situation informieren konnten, schützende Kleidung (Stiefel, Regenzeug, Poncho, Mütze), ausreichend Flüssigkeit und ein klares Ziel haben, verlassen Sie den sicheren Ort wieder.

Wenn Sie in der Nähe eines Kraftwerks wohnen oder die Risikowahrscheinlichkeit sehr hoch ist, dann ist es sinnvoll, zusätzlich zu den in unseren Checklisten (→ S. 193) genannten Dingen auch speziellere Schutzausrüstung und Hilfsmittel anzuschaffen. Dazu gehören:

- Geigerzähler zur Messung der Strahlung
- Atemschutzmaske mit Anschlussmöglichkeit an Pressluft, wie sie auch Taucher und Feuerwehrleute nutzen (z.B. die X-Plore-6300-Vollgesichtsmaske von Dräger); denken Sie dann aber auch an die Pressluftflaschen.
- Persönliche Schutzausrüstung (PSA) für Hände, Füße, Körper und Kopf. Diese sollte abwaschbar und dekontaminierbar sein (z.B.: ZODIAC der Bundeswehr oder Einweg-Overalls Typ 5 oder 6 der Kategorie III).
- feste Plastikfolie, Schere, Cutter-Messer, Panzer-/Gewebeband, damit Sie im Krisenfall Türen, Fenster, Lüftungsklappen etc. verschließen können

Biologische Notlagen

Biologische Erreger treten in der Regel über Haut, Lunge oder Verdauungstrakt in den Körper ein. Je nachdem, ob es sich um Bakterien, Viren oder Toxine handelt, gibt es verschiedene Schutzmaßnahmen.

Schon Robert Koch hat herausgefunden, dass die Krankheitsursache bei bakteriellen Infektionen in der Regel nicht die Bakterien sind, sondern das geschwächte Gewebe. Denn Bakterien sind nahezu überall: auf unserer Haut, im Darm, auf fast allen Oberflächen, Lebensmitteln und in der Luft. Mit den meisten Keimen kommt unser Immunsystem dabei gut zurecht. Erst wenn es geschwächt ist, können Infektionen ausbrechen. Wichtiger noch als die sorgfältige Reinigung von Gegenständen und Lebensmitteln ist daher die Aufrechterhaltung und Stärkung unseres Immunsystems. Dabei helfen eine gute Ernährung mit vielen Vitalstoffen (ggf. auch mit Ergänzungspräparaten auf pflanzlicher Basis), regelmäßiges Training der Muskulatur, ausreichende Erholungs- und Schlafphasen sowie Stress-Reduktion.

Gegen Viren (die Krankheiten wie Covid-19, Ebola oder Maul- und Klauenseuche auslösen können) helfen nur vorbeugende Impfungen oder – nach dem Ausbruch – Virostatika, die die Vermehrung der Viren hemmen sollen. Ist der Körper bereits geschwächt durch vergangene oder gegenwärtige Erkrankungen, so ist das Immunsystem nicht mehr voll einsatzfähig und der Kampf gegen die Viren ist schneller verloren.

Zur vorbeugenden Unterstützung bei einer Behandlung hilft auch hier die Stärkung des Immunsystems. Wenn das Virus bekannt ist und ein erprobtes und zugelassenes Impfmittel existiert, ist eine Impfung aber immer die beste und sicherste Schutzmaßnahme (→ S. 63f.).

Um sich in Pandemien oder nach dem Einsatz biologischer Waffen gegen das Eindringen von Erregern in den Körper zu schützen, helfen in der Regel die folgenden Maßnahmen:

- Schutzmasken (mindestens der Klasse FFP 2, besser FFP 3, → S. 65f.)
- Desinfektionsmittel (gegen Viren)
- leichte Schutzkleidung oder – im Extremfall – eine Persönliche Schutzausrüstung (PSA) für Hände, Füße, Körper und Kopf. Diese sollte abwaschbar und dekontaminierbar sein (z. B.: ZODIAC der Bundeswehr oder Einweg-Overalls Typ 5 oder 6 der Kategorie III)
- Kontaktvermeidung und Abstandhalten zu anderen Menschen

Chemische Notlagen

Chemische Gifte gelangen in der Regel über Haut, Augen und Atemwege in den Körper, wo sie vor allem Schäden an Nerven, Lunge, Haut und Blut bewirken. Die Funktion der meisten Nervengifte besteht in einer chemischen Blockade der Synapsen, was wiederum zur Dauererregung führt. Die Symptome sind unter anderem Nasenlaufen, Speichelfluss, Sehstörungen, Pupillenverengung, Augenschmerzen, Atemnot, Muskelzucken, Krämpfe, Schweißausbrüche, Erbrechen, Bewusstlosigkeit oder zentrale und periphere Atemlähmung, die zum Tod führen kann.

Ein Schutz ist möglich durch:

- Vollschutz-Masken mit auswechselbaren Filtern (Achten Sie neben dem Verfallsdatum auf die Kennzeichnungen: A = organische Gase, B = anorganische Gase, E = saure Gase, K = Ammoniak(-Derivate), HG = Quecksilberabscheidung möglich, NO = Stickstoffmonoxidgase, P = Partikelfilter; Filterleistung: 1 = niedrig, 2 = mittel oder 3 = hoch)
- leichte Schutzkleidung oder – im Extremfall – eine Persönliche Schutzausrüstung (PSA) für Hände, Füße, Körper und Kopf. Diese sollte abwaschbar und dekontaminierbar sein (z. B.: ZODIAC der Bundeswehr oder Einweg-Overalls Typ 5 oder 6 der Kategorie III)
- Wenn Sie unterwegs nicht über Schutzmaterial verfügen, können Sie auch improvisieren, indem Sie die Augen zukneifen und ein Tuch vor Mund und Nase binden. Einen Schutzanzug für die gesamte Haut können Sie mit Mülltüten, Folie, einer nassen Decke, einem Regenanzug oder Tüten improvisieren.
- Bringen Sie schnellstmöglich Distanz zwischen sich und die kontaminierte Stelle. Laufen Sie dabei gegen die Windrichtung.
- Schalten Sie die Klimaanlage im Haus bzw. alle Lüftungen im Auto aus.
- Springen Sie ins Wasser oder duschen Sie sich ab, wenn Sie in Kontakt mit Gefahrenstoffen gekommen sind.
- Suchen Sie eine Zone auf, wo Sie dekontaminiert werden (Befreiung von Gift- oder Gefahrstoffen) oder es selbst tun können.
- Hören Sie Radio und andere Nachrichtenkanäle und befolgen Sie die Handlungsanweisungen.
- Treten Sie mit anderen Personen nur vorsichtig in Kontakt. Bei Kontamination schützen Sie sich und halten Sie Reinigungs-Maßnahmen vor und nach dem Kontakt ein.

Prepper, Survivalist, Vorsorger – Eine kleine Begriffskunde

Wie wir im ersten Kapitel geschildert haben, sind mit Blick auf den Personenkreis, der sich mit dem Thema Krisenvorsorge beschäftigt, eine Reihe von Vorurteilen und Missverständnissen verbreitet. Es gibt viele Freizeitbeschäftigungen, die Berührungspunkte mit diesem Thema haben – vom beliebten und verbreiteten Camping bis hin zum eher speziellen Hobby des Bushcraft. Damit Sie nicht den Überblick verlieren und für sich selbst besser entscheiden können, welcher Aspekt Ihnen am nächsten liegt und wo Sie vielleicht Gleichgesinnte finden können und wollen, stellen wir im Folgenden die wichtigsten Begriffe vor und erklären, was sie bedeuten und worin sie sich unterscheiden.

Camping

Der Begriff Camping (von lat. campus: das Feld) beschreibt in der Regel ein vorbereitetes Übernachten in der Natur an vorgeschriebenen Orten oder in freier Wildbahn, bei dem die benutzte Ausrüstung nur selten vollständig selbst getragen wird. Die Ausrüstung ist meistens von mittlerer Qualität und im Fokus liegt der stationäre Aufenthalt in naturähnlicher Umgebung zum Zwecke der Erholung, des familiären oder freundschaftlichen Erlebnisses oder als Urlaubsevent. Sanitäre Einrichtungen sind überwiegend genauso in der Nähe wie Lebensmittelläden, Kommunikationseinrichtungen und Zugang zum öffentlichen Nahverkehr.

Trekking

Ein »Trekker« (engl. trek: anstrengender Marsch) ist jemand, der seine vollständige Ausrüstung und Verpflegung (auf langen Touren 25 bis 35 kg) mit sich trägt und freiwillig am liebsten fernab der Zivilisation unterwegs ist. Entweder zum Zwecke der Erholung, der Herausforderung oder der persönlichen Reflexion mit Abstand zum Alltag. Der Trekker hat in der Regel die beste Ausrüstung, da diese nicht nur leichter ist als billige, sondern auch sein Überleben bei Schlechtwetter oder in Grenzsituationen sichern soll. Er ist in der Regel auch der körperlich Fitteste, da er regelmäßig mit schwerem Gepäck in Gebirgsregionen unterwegs ist oder darauf hin trainiert. Ohne seine Ausrüstung, die vom GPS-Gerät über Kocher, Spezialzelt und Witterungsschutz bis hin zum Solarakku reicht, ist der gewöhnliche Trekker nur bedingt überlebensfähig – im Gegensatz zum Survivalisten.

Bushcraft

Der Bushcrafter (= Busch-Handwerker) ist der Handwerker, Möbel- und Waffenbauer unter den Outdoor-Spezialisten. Sein Ziel ist es, dauerhaft in der Wildnis überleben zu können. Aber anders als der Survivalist geht er freiwillig in den Wald, um sich dort alleine oder mit Angehörigen zu erholen und körperlich aktiv zu sein. Er kann nahezu jedes Möbelstück und die erforderlichen Werkzeuge bauen und sorgt zeitnah für eine gute, wasserdichte und bequeme Unterkunft mit Tisch, Stuhl, Bett, Kaminofen und Holzgeschirr. Vor der Tür steht die Hundehütte, daneben die Parkbank und sein Haus ist von einem Holzzaun umgeben. In der Krise ist man gut beraten, einen solchen Menschen im Team zu haben, da er oder sie die Königsdisziplin des Überlebens beherrscht: nicht auf die eigene Werkzeugkiste angewiesen zu sein, sondern das Werkzeug zur Not auch selbst herstellen zu können.

Survival

Der Survival-Spezialist (Survivalist) beherrscht die Kunst des Überlebens. Er ist mit seinen Kenntnissen, Fähigkeiten und seinen mentalen Kräften darauf trainiert, in jeder Umgebung mit nichts vorübergehend überleben zu können, bis er zurück in die Zivilisation gefunden hat. Er kann für sich selbst und eine Gruppe trinkbares Wasser herstellen, Feuer mit Steinen oder Hölzern entzünden, Fallen stellen, jagen, sich orientieren und mit Schnee, Holz oder Planen eine Unterkunft bauen. Er weiß, welche Pflanzen zur Heilung oder als Nahrung dienen können, und ist geübt, in Stress-Situationen zu bestehen. Er kennt die Naturgesetze ebenso gut wie die Verhaltensweisen der Tiere und die Funktionen seines eigenen Körpers. Und er beherrscht neben der Survival-Medizin auch die Survival-Psychologie. Daher ist der Survivalist auch derjenige mit den besten und wirksamsten Führungskompetenzen und dem besten mentalen Trainingszustand.

Prepping

Der Begriff Prepper (von engl. to prepare: sich vorbereiten) beschreibt Menschen, die intensiv Krisenvorsorge, vor allem im städtischen Raum, betreiben. Sie haben einiges gemeinsam mit dem Camper – viel Ausrüstung, viele Vorräte –, sind aber bei weitem nicht so trainiert wie der Trekker und häufig auch nicht so gut ausgebildet wie der Survivalist oder der Bushcrafter. Die Übergänge sind fließend und viele Prepper versuchen, ihre Kompetenzen und ihr Wissen möglichst breit aufzustellen.

Der Ursprung des Prepping liegt in den USA, wo sich mehrere Millionen Menschen auf Krisenfälle vorbereiten. In vielen Regionen ist das tatsächlich auch lebensnotwendig: Entweder weil die Natur sehr menschenfeindlich ist wie in Alaska, in den Gebirgs- oder Wüstenregionen oder weil es in bestimmten Regionen regelmäßig Hurricans oder Erdbeben gibt. In der Öffentlichkeit bekannt ist der Prepper vor allem als Freund der Extreme: martialisches Auftreten, Waffen, Bunker, Weltuntergangsfantasien.

Häufig begegnet einem der Begriff auch mit einer politischen Komponente. In Medienberichten werden Prepper fast ausschließlich mit Rechtsextremismus in Verbindung gebracht. Das resultiert daraus, dass Rechtsextreme daran »arbeiten«, die staatliche Ordnung gewaltsam aufzulösen, und zu diesem Zweck auch Vorräte, Ausrüstung und Waffen einlagern. Umgekehrt aber anzunehmen, jeder Prepper sei rechtsextrem – oder überhaupt extrem –, ist ein logischer Fehlschluss. Tatsächlich gilt das nur für eine Minderheit. Der Prepper an sich ist nicht zwingend politisch aktiv, sondern in jeder Gesellschaftsschicht zu finden. Viele Prepper vernetzen sich mit Gleichgesinnten und sind in einer Art Hobby- oder Subkultur aktiv.

Vorsorge

Der Vorsorger oder die Vorsorgerin ist – ähnlich wie der Prepper – ein Mensch, der Krisenvorsorge betreibt. Er betrachtet das aber nicht unbedingt als Hobby und will nicht Teil einer Subkultur sein, sondern für ihn ist das eher eine Art Versicherung für das Überleben in einer möglichen Krise, die nicht zu 100 Prozent ausgeschlossen werden kann.

Fragebogen: Welche Krisenszenarien sind für Sie realistisch?

Nicht alle Ereignisse sind an allen Orten der Welt und zu jedem Zeitpunkt gleich wahrscheinlich, manche sind in Mitteleuropa zum Glück sogar völlig unwahrscheinlich. Mit Hilfe der folgenden Tabelle können Sie selbst bewerten, welche Krisenszenarien Sie, bezogen auf Ihren aktuellen Wohn- bzw. Aufenthaltsort, für realistisch halten – und Ihre Vorsorge dann genau auf diese Fälle ausrichten.

1. Kreuzen Sie zuerst an, welche Krisen für Sie am wahrscheinlichsten sind.
2. Wählen Sie den Zeitraum aus, für den Sie sich vorbereiten wollen.
3. Haken Sie die Szenarien ab, auf die Sie sich vollständig vorbereitet haben.

		Nicht relevant / nicht abdeckbar	1 Tag (--)	1 Woche (-)	2 Wochen (+)	1 Monat (++)	6 Monate (+++)	12 Monate (++++)	Abgedeckt
Versorgung	Lebensmittelkrise								
	Stromausfall								
	Ausfall der Gasversorgung								
	Ausfall der Treibstoff-versorgung								
	Ausfall der Wasserversorgung & Abwasserentsorgung								
	Ausfall von Telekommunikation / Internet / TV / Radio								
	Ausfall der EC-Automaten								
Natur und Wetter	Extremwinter								
	Überflutung / Tsunami								
	Trockenheit / Hitzewelle								
	Sturm								
	Gewitter / Blitzeinschlag								
	Sonnensturm								
Sicherheit	Haus- / Wohnungsbrand								
	Evakuierung / Flucht								
	Ausgangssperre								
	Terroranschlag								
	Unruhen / Bürgerkrieg								
Verseuchung	Pandemie								
	Chemie-Unfall								
	AKW-Unfall								
	dreckige Bombe								
	Angriff mit Chemiewaffen								
	Angriff mit Kernwaffen								

Selbsttest: Wie gut sind Sie auf Krisen vorbereitet?

Wie ist es um Ihre Fähigkeiten, Ihr Krisen-Netzwerk, Ihre Gesundheit und Ihre Ausrüstung bestellt? An welcher Stelle ist es am sinnvollsten, Optimierungen vorzunehmen? Die folgende Selbsteinschätzung liefert Ihnen die Antworten.

Die Fragen lassen sich auf einer Skala von 0 bis 10 beantworten, wobei gilt: 0 steht für »gering«, »wenig« bzw. »schlecht«, 10 steht für »hoch«, »viel« oder »ausgezeichnet«.

Wie Sie Ihre Antworten auswerten, erfahren Sie am Ende der Selbsteinschätzung.

Wie ausgeprägt ist Ihr Bewusstsein für mögliche Krisenfälle und deren Folgen?

0 1 2 3 4 5 6 7 8 9 10

Wie gut ist aktuell Ihr Nahrungsmittellager (inkl. Wasser) für die im Haushalt lebenden Personen bestückt?

0 1 2 3 4 5 6 7 8 9 10

Wie gut ist aktuell Ihr Ausrüstungslager (z. B. Kocher, Brennstoff, Wasserfilter, Decken, Feuerlöscher etc.) für die im Haushalt lebenden Personen bestückt?

0 1 2 3 4 5 6 7 8 9 10

Wie gut ist Ihre Wohnung / Ihr Haus gegen Einbruch gesichert?

0 1 2 3 4 5 6 7 8 9 10

Wie bewerten Sie Ihren aktuellen Überlebensrucksack?

0 1 2 3 4 5 6 7 8 9 10

Wie bewerten Sie Ihren aktuellen Gesundheitszustand?

0 1 2 3 4 5 6 7 8 9 10

Wie gut kennen Sie Ihre Umgebung in Hinsicht auf Fluchtwege, Wasserquellen, Krankenhäuser, Polizei etc.?

0 1 2 3 4 5 6 7 8 9 10

Wie bewerten Sie Ihre Survival-Fähigkeiten (d. h. Überleben in der Wildnis mit minimaler Ausrüstung)?

0 1 2 3 4 5 6 7 8 9 10

Wie bewerten Sie Ihren Fähigkeitsstand in Bezug auf Können und Know-how, das in Krisensituationen besonders nützlich ist (z. B. Erste Hilfe, handwerkliche Fähigkeiten, Jagdausbildung, Gärtnern etc.)

0 1 2 3 4 5 6 7 8 9 10

Wie bewerten Sie Ihre Fähigkeiten bezüglich Stressmanagement?

0 1 2 3 4 5 6 7 8 9 10

Wie bewerten Sie Ihre Fähigkeiten bezüglich Teamarbeit und Gruppenführung?

0 1 2 3 4 5 6 7 8 9 10

Wie belastbar und zuverlässig schätzen Sie Ihr soziales Umfeld ein, wenn es darum geht, sich in einer Krise gegenseitig zu unterstützen?

0 1 2 3 4 5 6 7 8 9 10

Die Selbsteinschätzung auswerten

Sie haben nun zu jeder Frage eine Zahl von 0 bis 10 ermittelt. Wenn es Ihnen geht wie den meisten Menschen, haben Sie einige niedrige, einige mittlere und ein paar hohe Ergebnisse. Das ist völlig normal und eine gute Ausgangsbasis, um zu wachsen und sich weiterzubilden.

Stellen Sie sich nun das Rad eines Wagens vor. Um die Nabe herum sind die Speichen angeordnet, die zum äußeren Rad führen. Jede Speiche steht für eine der in der Selbsteinschätzung gestellten Fragen und ist genau so lang wie Ihr Ergebnis (1 = sehr kurze Speiche, 5 = mittlere Speiche, 10 = sehr lange Speiche).

Das Rad, das dadurch entsteht, ist Ihr persönliches Kompetenzrad. Ein unregelmäßiges Rad eiert herum und bringt Sie schlecht vorwärts. Ein rundes Rad, das aber wegen seiner kurzen Speichen extrem klein ist, ist Ihnen ebenfalls nicht dienlich. Ihr Ziel ist es deshalb, Ihr Kompetenzrad so gleichmäßig und groß wie möglich zu machen.

Sie wissen nun, wo Sie Ihre Zeit und Energie am besten investieren: Zuerst bei den kürzesten Speichen, um den Durchmesser des Rades zu vergrößern. Sobald Sie überall mindestens eine 5 erreicht haben, arbeiten Sie weiter an den Bereichen, die Ihrer Meinung nach am sinnvollsten sind. Versuchen Sie aber, das Rad so gleichmäßig wie möglich zu halten – es ist schließlich nicht das Ziel, ein »Fachidiot« oder »Freak« zu werden.

Checklisten: Was Sie im Krisenfall zu Hause brauchen

Checkliste Unterkunft & Witterungsschutz

- □ 2 Decken (z. B. aus Fleece oder Wolle) pro Person
- □ 1 Schlafsack pro Person
- □ 1 Isomatte pro Person
- □ Kälteschutzkleidung für jede Person (→ S. 99 ff.)
- □ Einweg-Rettungsdecken oder wiederverwendbare Rettungsdecken für jede Person
- □ Stromunabhängige Heizung (z. B. Petroleumofen)
- □ Brennstoff für die Heizung
- □ Taschenlampe & Camping-Lichter
- □ ggf. Kerzen & Teelichter als Backup
- □ Werkzeugkasten
- □ Akku-Bohrschrauber
- □ Kohlenmonoxid-Melder
- □ Feuerlöscher (mind. 6 Liter)
- □ Löschdecke
- □ Selbstverteidigungsmittel

Checkliste Feuer

- ◻ Zwei verschiedene Kochsysteme (→ S. 50–53)
- ◻ Brennstoff für diese Kochsysteme
- ◻ Feuerzeuge
- ◻ Piezo-Anzünder
- ◻ Hobokocher

Checkliste Wasser

- ◻ Trinkwasser (2 Liter pro Tag und Person)
- ◻ ggf. Gebrauchswasser (1–2 Liter pro Tag und Person)
- ◻ Wasserfilter mit Pumpe (→ S. 56 ff.)
- ◻ ggf. Aktivkohle-Elemente für den Filter
- ◻ Reparaturset für den Filter
- ◻ Ersatzkartusche für den Filter
- ◻ Mittel zur chemischen Wasserreinigung
- ◻ ggf. leere Wasserkanister
- ◻ ggf. Mittel zur chemischen Haltbarmachung von Wasser
- ◻ Trichter
- ◻ Schläuche

Checkliste Unversehrtheit – Hausapotheke

- ☐ Kfz-Verbandtasche
- ☐ eine gute Kleiderschere
- ☐ Desinfektionsmittel für Wunden (z. B. als Spray)
- ☐ sterile Kochsalzlösung (zur Wundsäuberung)
- ☐ Medikamente gegen Schmerzen (Apotheker fragen)
- ☐ Medikamente gegen Durchfall (Apotheker fragen)
- ☐ Medikamente gegen Entzündungen (Apotheker fragen)
- ☐ Medikamente, die Sie regelmäßig einnehmen müssen
- ☐ Zinksalbe (gegen Entzündungen & Splitter)
- ☐ Wollwachscreme (für irritierte Haut)
- ☐ Spritze (10 ml) zur Wundreinigung, Augenreinigung oder zur Dosierung von Flüssigkeiten
- ☐ Pinzette
- ☐ Zeckenhaken / Zeckenkarte
- ☐ Skalpell
- ☐ Blasenpflaster
- ☐ Rettungsdecken für alle Personen im Haushalt
- ☐ Mücken- & Zeckenschutz
- ☐ Sonnenschutz

☐ ggf. Jodtabletten (→ S. 67)

☐ ggf. Antibiotika (beachten Sie dabei unsere Hinweise auf S. 60 f.)

Checkliste Unversehrtheit – Hygiene

☐ Zahnbürsten & Zahnpasta für jeden im Haushalt

☐ Toilettenpapier

☐ Hygieneartikel für Frauen

☐ Rasierschaum & Rasierklingen

☐ Kernseife

☐ Hautcreme

☐ Natron

☐ Soda

☐ Deodorant

☐ Nagelschere

☐ Haarschere

☐ Körperschwämme

☐ Putzmittel für den Haushalt

* Wenn Sie in einem gefährdeten Gebiet wohnen, beachten Sie unsere Ergänzungsvorschläge auf S. 177.

Checkliste Unversehrtheit – Toilette

- □ Camping-Trockentoilette
- □ kleine stabile Müllsäcke für die Toilette
- □ Sägespäne
- □ Spaten

Checkliste Unversehrtheit – Geistige Gesundheit

- □ Bücher
- □ analoge und digitale Spiele
- □ ggf. Beschäftigungen für Kinder (Malen, Basteln, Bauen)
- □ Musik & Instrumente

Checkliste Unversehrtheit – ABC-Schutz*

- □ Atemschutzmasken (Klasse FFP-3) (Einweg oder wiederverwendbar)
- □ ggf. Austauschfilter für wiederverwendbare Halbmasken
- □ Mund-Nasen-Schutz (OP- oder Pittamasken)
- □ Schutzanzüge (EN 14126)
- □ Schutzhandschuhe (EN ISO 374-5:2016)
- □ Jodtabletten (→ S. 67)

Checkliste Orientierung

- □ Marschkompass
- □ detaillierte Karte der Umgebung (Stadtviertel, Dorf), am besten Maßstab 1:10.000
- □ Karte der weiteren Umgebung (Stadt, Landkreis)
- □ wasserfester Notizblock
- □ Bleistift
- □ analoge Uhr
- □ heruntergeladenes Kartenmaterial auf Smartphone
- □ ggf. GPS-Gerät

Checkliste Rettung

- □ Kurbelradio
- □ aufgeladene Powerbank mit allen benötigten Ladekabeln (z. B. micro USB, USB-C, Apple)
- □ Camping-Solarzellen
- □ einfaches Handy mit vorgespeicherten Nummern von Familienmitgliedern, Freunden etc.
- □ PMR-Funkgeräte (Walkie-Talkies)
- □ Taschenlampe (mit farbigen Aufsätzen)
- □ ggf. Batterien für die Taschenlampe

Checkliste Nahrung

- ☐ Eine Liste mit den wichtigsten Lebensmitteln und Mengenangaben finden Sie auf S. 74 f.

Hilfreiche Apps und Internetseiten

NINA
Die App NINA wird vom deutschen Bundesamt für Bevölkerungsschutz und Katastrophenhilfe herausgegeben und informiert den Benutzer auf dem Smartphone über aktuelle Warnungen und Gefahren am jeweiligen Standort.

KATWARN
Hinter der App KATWARN steht der Verband öffentlicher Versicherer. Auch diese App warnt vor aktuellen Gefahren am jeweiligen Standort und bezieht dabei auch Meldungen des österreichischen Katastrophenschutzes mit ein.

Alertswiss
Die App Alertswiss wird vom schweizerischen Bundesamt für Bevölkerungsschutz betrieben und warnt vor aktuellen Gefahren an Standorten ausschließlich in der Schweiz.

Alle drei Apps sind über die gängigen App Stores für Android und Apple erhältlich. Ihre Zuverlässigkeit liegt (mit Stand Sommer 2021) leider nur im mittleren Bereich, basierend auf persönlicher Erfahrung und den öffentlich einsehbaren Rezensionen.

Die Seite zum Buch:
www.survicamp.de/buch

Hier finden Sie ergänzende Ressourcen zum Buch, beispielsweise Empfehlungen für bestimmte Ausrüstungsgegenstände, erweiterte Packlisten sowie Empfehlungen für praktische Weiterbildungen.

Online-Shops:
www.notfallvorsorge.shop
www.krisenpakete.de

Diese beiden Online-Shops sind eine gute Anlaufstelle für Ausrüstung und Langzeitlebensmittel. Die Betreiber machen keine Apokalypse-Stimmung und testen das angebotene Equipment persönlich. Teilweise sind auch umfangreiche Test- und Vergleichsvideos verfügbar.

Katastrophenschutz in Deutschland:
www.bbk.bund.de

Website des deutschen Bundesamtes für Bevölkerungsschutz und Katastrophenhilfe mit aktuellen Meldungen zu Gefahrenlagen. Zusätzlich finden Sie dort einige ergänzende Tipps zur Ausrüstung und Lebensmittelbevorratung. Für Kinder gibt es spezielle Broschüren und Lernspiele.

Katastrophenschutz in Österreich:
www.bmi.gv.at/204/Download/start.aspx

Auf der Website des österreichischen Innenministeriums finden sich verschiedene Broschüren, Videos und weiterführende Artikel zum Thema Katastrophenschutz.

Katastrophenschutz in der Schweiz:
www.babs.admin.ch

Das schweizerische Bundesamt für Bevölkerungsschutz sammelt aktuelle Gefahrenmeldungen und bietet vielfältige Unterlagen zum Download an.

Anmerkungen

1 www.deutschlandfunk.de/naturkatastrophen-erschreckende-statistik-mit-positivem.676.de.html?dram:article_id=351807.
2 www.deutschlandfunk.de/schadensfaelle-durch-corona-gastronomie-oder-versicherung.724.de.html?dram:article_id=482304.
3 www.wz.de/ratgeber/hochwasser-welche-versicherung-fuer-auto-und-haus-bezahlt_aid-61402655.
4 ourworldindata.org/extreme-poverty.
5 ourworldindata.org/natural-disasters.
6 www.gapminder.org/topics/plane-accidents.
7 www.bka.de/DE/AktuelleInformationen/StatistikenLagebilder/PolizeilicheKriminalstatistik/PKS2019/PKSTabellen/Zeitreihen/zeitreihen_node.html
8 www.destatis.de/DE/Themen/Gesellschaft-Umwelt/Verkehrsunfaelle/Tabellen/liste-strassenverkehrsunfaelle.html
9 www.edge.org/conversation/mc2011-history-violence-pinker.
10 Die obige Beschreibung der wahren Ereignisse vom 25. bis 30. November 2005 basiert auf Aussagen von Betroffenen sowie Zeitungsartikeln und Dokumentationen.
11 www.ernaehrungsvorsorge.de/staatliche-vorsorge/lagerhaltung.
12 www.thw.de/DE/Einheiten-Technik/einheiten-technik_node.html.
13 dserver.bundestag.de/btd/19/237/1923754.pdf .
14 Bundesministerium des Innern (Hg.), Konzeption Zivile Verteidigung (KZV), 24.08.2016, S. 69 (Unterstreichung durch die Verf.). www.bmi.bund.de/DE/themen/bevoelkerungsschutz/zivil-und-katastrophenschutz/konzeption-zivile-verteidigung/konzeption-zivile-verteidigung-node.html.
15 https://crisis-prevention.de/katastrophenschutz/das-ehrenamt-bildet-das-rueckgrat-unseres-hilfeleistungs-notfallvorsorgesystems.html.
16 www.stern.de/gesundheit/coronavirus--hamsterkaeufe-sind-nicht-nur-ignorant--sondern-asozial-9174726.html.
17 https://leute.tagesspiegel.de/pankow/unter-nachbarn/2020/03/19/115675.
18 www.rbb24.de/panorama/thema/2020/coronavirus/absacker/hamstern-supermarkt-klopapier-kontaktnachverfolgung-quarantaene.html.
19 www.fh-muenster.de/hochschule/aktuelles/archiv.php?pmid=2799.
20 www.tagesspiegel.de/berlin/stromausfall-in-koepenick-blackout-offenbart-maengel-beim-katastrophenschutz/24023266.html.
21 www.tagesspiegel.de/berlin/katastrophenschutz-in-berlin-bei-stromausfall-bricht-in-der-stadt-das-chaos-aus/9444242.html.
22 www.faz.net/aktuell/wissen/physik-mehr/ukrainischer-stromausfall-war-ein-hacker-angriff-14005472.html.
23 www.tagesschau.de/ausland/usa-notstand-pipeline-101.html.
24 Ausfalldauer pro Stromanschluss, Zahlen gemäß System Average Interruption Duration Index (SAIDI). Quelle: www.feuerwehrmagazin.de/wissen/blackout-stromausfaelle-in-deutschland-99696. Aktuelle Zahlen für Deutschland unter: www.bundesnetzagentur.de/DE/Sachgebiete/ElektrizitaetundGas/Unternehmen_Institutionen/Versorgungssicherheit/Versorgungsunterbrechungen/Auswertung_Strom/Versorgungsunterbrech_Strom_node.html.

25 Thomas Petermann / Harald Bradke / Arne Lüllmann / Maik Poetzsch / Ulrich Riehm: Was bei einem Blackout geschieht. Folgen eines langandauernden und großflächigen Stromausfalls (Studien des Büros für Technikfolgen-Abschätzung beim Deutschen Bundestag, Bd. 33), Berlin 2011 (online unter: www.tab-beim-bundestag.de/de/pdf/publikationen/buecher/petermann-etal-2011-141.pdf).

26 www.zeit.de/gesundheit/2021-07/hochwasser-infektionsgefahr-ahr-rheinland-pfalz-seuchen-krankheiten-helfer?utm_referrer=https%3A%2F%2Fwww.bing.com%2F.

27 www.umweltbundesamt.de/daten/land-forstwirtschaft/waldbraende#waldbrande-in-deutschland; www.bmel-statistik.de/forst-holz/waldbrandstatistik.

28 www.handelsblatt.com/politik/deutschland/naturkatastrophe-waldbraende-wueten-in-mecklenburg-vorpommern-mehrere-ortschaften-evakuiert/24514654.html?ticket=ST-352598-bJptaCcGLaIAgxvLHRyQ-ap4; www.deutschlandfunk.de/grossbrand-bei-treuenbrietzen-doerfer-in-brandenburg.1769.de.html?dram:article_id=426398; www.weser-kurier.de/region/waldbrand-im-heidekreis-wohnsiedlung-evakuiert-doc7e4h0t4aq6f493xv3r0.

29 www.wiwo.de/technologie/forschung/sternstunde-sonnensturm-legt-stromnetz-lahm/8842244-2.html.

30 www.nationalgeographic.de/wissenschaft/sonnenstuerme-das-wird-heiss; www.mdr.de/wissen/faszination-technik/mega-sonnenstuerme-und-ihre-folgen-100.html.

31 www.focus.de/regional/bayern/atomkraft-radioaktives-c-14-in-garching-ausgetreten_id_11998309.html.

32 www.sueddeutsche.de/politik/atomwaffen-wie-gross-die-gefahr-durch-schmutzige-bomben-ist-1.2930015.

33 www.merkur.de/leben/gesundheit/coronavirus-covid-19-russische-grippe-diese-aehnlichkeiten-gibt-es-zr-13743997.html; www.bag.admin.ch/bag/de/home/krankheiten/ausbrueche-epidemien-pandemien/vergangene-epidemien-pandemien/grippepandemie.html; www.faz.net/aktuell/wissen/leben-gene/h1n1-virus-und-ewig-gruesst-die-schweinegrippe-1801073.html.

34 www.bpb.de/politik/hintergrund-aktuell/217096/die-folgen-von-ebola.

35 https://sicherheitspolitik.bpb.de/de/m6/articles/a-toothless-tiger-the-biological-weapons.

36 www.tagesspiegel.de/wissen/viren-die-im-labor-neue-faehigkeiten-entwickeln-wenn-forschung-das-pandemie-risiko-erhoeht/26222988.html; auch zu den folgenden Beispielen.

37 www.welt.de/geschichte/article134964811/Die-groesste-Gas-Katastrophe-geschah-im-Frieden.html.

38 www.haz.de/Nachrichten/Der-Norden/Uebersicht/Heidekreis-zahlt-vorerst-Zeche-fuer-Chemieunfall.

39 www.welt.de/vermischtes/article163324617/Behoerden-evakuieren-zwei-Doerfer-nach-Chemie-Unfall.html.

40 www.bz-berlin.de/deutschland/unfallserie-bei-basf-fordert-mehrere-verletzte; www.rheinpfalz.de/pfalz_artikel,-warnung-der-feuerwehr-ludwigshafen-nach-gro%C3%9Fbrand-bei-basf-weitgehend-aufgehoben-_arid,720197.html.

41 www.deutschlandfunk.de/inflation-hunger-und-staatskrise-der-libanon-vor-dem-kollaps.724.de.html?dram:article_id=481194

42 www.bpb.de/internationales/weltweit/innerstaatliche-konflikte/266687/venezuela.

43 www.stern.de/panorama/weltgeschehen/nach-hurrikan--katrina--new-orleans-wird-gepluendert-3290976.html; www.stern.de/panorama/weltgeschehen/hurrikan--katrina--kriegsrecht-in-new-orleans-ausgerufen-3288446.html.

44 www.spiegel.de/panorama/flutkatastrophe-verwesung-pluenderungen-schlechte-medizinische-versorgung-a-14e227cd-b852-4a4a-b472-7a0a0da62b00.

45 www.bbk.bund.de/DE/Warnung-Vorsorge/Vorsorge/Bevorraten/bevorraten_node.html.

46 www.haz.de/Nachrichten/Panorama/Uebersicht/Familienvater-will-Wohnung-mit-Holzkohlegrill-heizen-vier-Verletzte.

47 Angaben nach www.energie-lexikon.info/heizwert.html und www.gammel.de/de/lexikon/Heizwert---Brennwert/4838.

48 www.stern.de/wirtschaft/news/wasserfilter-sind-laut-labortest-brutstaette-gefaehrlicher-keime-7899066.html

49 Für einige Städte wie etwa Berlin gibt es Online-Verzeichnisse über die Position von öffentlichen Pumpen und Straßenbrunnen. Suchen Sie im Internet nach »Verzeichnis Brunnen« und dem Namen Ihrer Stadt.

50 www.maz-online.de/Lokales/Potsdam-Mittelmark/Treuenbrietzen/Evakuierung-wegen-Waldbrand-Jetzt-muss-es-schnell-gehen.

51 www.wiwo.de/technologie/forschung/schlafmediziner-ingo-fietze-schon-einmal-weniger-als-sechs-stunden-schlafen-kann-folgen-haben/25013252.html.

52 Angaben der Weltgesundheitsorganisation WHO: www.who.int/water_sanitation_health/dwq/Boiling_water_01_15.pdf.

53 https://academic.oup.com/cid/article/34/3/355/388050

54 Bei der Flockung werden dem Wasser sogenannte Flockungsmittel zugefügt, das winzige Feststoffpartikel zu größeren Flocken vereint. Diese Flocken sinken dann zu Boden und lassen sich herausfiltern.

55 www.welt.de/vermischtes/article155764294/Die-dramatischen-Hilferufe-der-vermissten-Wanderin.html.

56 https://tirol.orf.at/stories/3046588/

57 Eine Übersicht über zertifizierte Trainer gibt es hier: www.persolog.de/ueber-uns/zertifizierte-trainer-2. Ein 30-Tage-Onlinkurs kann hier gebucht werden: https://persolog-online-academy.onepage.me/resilienzkurs.

58 Art. »selektive Wahrnehmung«, in: Lexikon für Psychologie und Pädagogik (https://lexikon.stangl.eu/1708/selektive-wahrnehmung).

59 Marshall B. Rosenberg: Gewaltfreie Kommunikation. Eine Sprache des Lebens, 12. Auflage, Paderborn 2016.

60 In Deutschland sind das vor allem das Bürgerliche Gesetzbuch (BGB) § 227, 228, 229, 859 und 904, das Strafgesetzbuch (StGB) § 32, 33, 34 und 35 sowie die Strafprozess-Ordnung § 127.

61 www.dkfz.de/de/presse/pressemitteilungen/2020/dkfz-pm-20-38c-Muskeln-fuer-ein-starkes-Immunsystem.php.

62 Prof. Dr. Manfred Spitzer: Entscheidungen im Ausnahmezustand -- Was unser Gehirn kann und was nicht? www.youtube.com/watch?v=bSDY8B6layk.

63 www.br.de/mediathek/video/geist-und-gehirn-positiv-lernen-av:584f74663b4679001191ad61

64 www.br.de/nachrichten/bayern/wildschweine-in-bayerns-waeldern-teils-noch-radioaktiv-belastet.

Register

Dank

Annika Arlet
Sophie Arlet
Susanne und Gerald Arlet
Dr. Ofelia Arias
Holger Bohnert
Tom Fabian Heinrich
Claudia und Matthias Hopp
Ilona Schäfer
Thomas Sommer
Tabea Storbeck
Stefan Vinzberg

Bildnachweis

Benjamin Arlet: 51 (2), 52, 53 (2), 57 (2), 71 oben, 85, 86 (2), 90, 93, 104 (3), 106 (3), 125, 126, 140 (3), 142, 146 (5), 147 oben li. & re., 147 Mitte
Dreamstime / Vectormine: 110
Pixabay / Hans Braxmeier: 61
Shutterstock: 22, 27, 47, 55, 66, 69, 71 Mitte li. & Mitte re., 132
Survicamp: 207 (2)
typegerecht / Thomas König: 42 (Piktogramme: Shutterstock), 124 o. (Uhr: Shutterstock), 124 u. (Vorlage: Wikimedia Commons)
Wikimedia Commons / Michael Kantelberg: 147 unten

Die Autoren

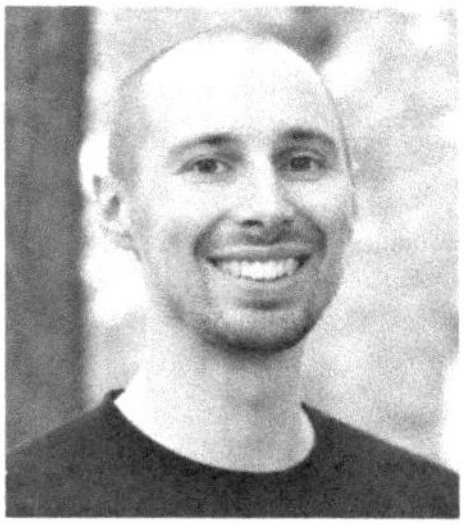

BENJAMIN ARLET, geboren 1990 in Sachsen, ist ausgebildeter Trainer für Erlebnis- und Wildnispädagogik, Outdoor-Guide und Rettungsschwimmer. In seiner Wahlheimat Berlin engagiert er sich ehrenamtlich im Zivil- und Katastrophenschutz. Arlet ist Geschäftsführer, Survival-Trainer und Ausbilder beim Outdoor-Kursanbieter SurviCamp (www.survicamp.de).

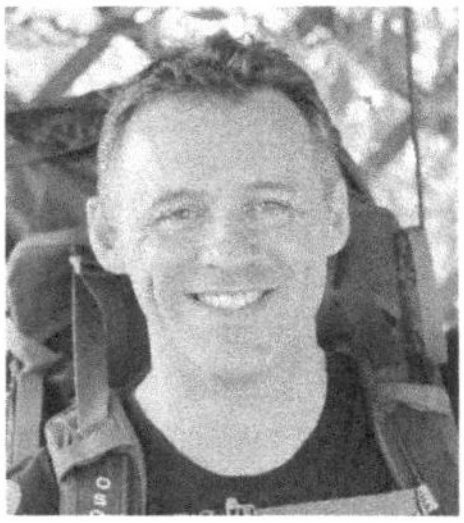

DANIEL SCHÄFER, geboren 1974 in Berlin, hat sich nach beruflichen Stationen bei Bundeswehr und Polizei als Unternehmensberater, Coach und Autor selbstständig gemacht. Er ist Geschäftsführer mehrerer Unternehmen, Hochschuldozent, Survival-Trainer und Ausbilder beim Outdoor-Kursanbieter SurviCamp (www.survicamp.de).